编委会

主　编：任利玲　刘　斌
校　对：马建斌
参　编：(按参编章节先后顺序排序)
　　　　任利玲　郑　艳　潘晓婧
　　　　冯玉霞　陈　锐　常　乾
　　　　王　媛　朱博武　王小明

兰州大学教材建设基金资助

口腔正畸 TYPODONT

实验教程(第二版)

任利玲 刘 斌 主编

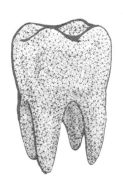

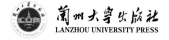
兰州大学出版社
LANZHOU UNIVERSITY PRESS

图书在版编目（ＣＩＰ）数据

口腔正畸 TYPODONT 实验教程 / 任利玲，刘斌主编
. -- 2 版. -- 兰州 ：兰州大学出版社，2024.3
ISBN 978-7-311-06567-6

Ⅰ．①口… Ⅱ．①任… ②刘… Ⅲ．①口腔正畸学一
教材 Ⅳ．①R783.5

中国国家版本馆 CIP 数据核字 (2023) 第 213560 号

责任编辑　米宝琴　　陈红升
封面设计　倪德龙

书　　名　口腔正畸 TYPODONT 实验教程 (第二版)
作　　者　任利玲　刘　斌　主编
出版发行　兰州大学出版社　（地址 : 兰州市天水南路 222 号　730000）
电　　话　0931-8912613(总编办公室)　0931-8617156(营销中心)
网　　址　http ://press.lzu.edu.cn
电子信箱　press@lzu.edu.cn
印　　刷　兰州银声印务有限公司
开　　本　710 mm×1020 mm　1/16
印　　张　9
字　　数　144 千
版　　次　2024 年 3 月第 2 版
印　　次　2024 年 3 月第 1 次印刷
书　　号　ISBN 978-7-311-06567-6
定　　价　35.00 元

(图书若有破损、缺页、掉页,可随时与本社联系)

前　言

习近平总书记在党的二十大报告中指出："教育、科技、人才是全面建设社会主义现代化国家的基础性、战略性支撑。必须坚持科技是第一生产力、人才是第一资源、创新是第一动力，深入实施科教兴国战略、人才强国战略、创新驱动发展战略，开辟发展新领域新赛道，不断塑造发展新动能新优势。"如何培养具有扎实的理论基础和实践能力的口腔医生是新时代口腔医学教育亟须思考和解决的问题。

口腔正畸学是口腔医学的一门分支学科，是研究错𬌗畸形的病因机制、诊断分析及其预防和治疗的一门学科，也是目前发展最迅速、最热门的学科之一。其技能性、综合性以及交叉性都很强。

在口腔正畸教学中不仅要求学生掌握扎实的理论知识，而且要求学生具备熟练的操作技能。由于本专业特点（如矫治疗程长达两年左右，矫正技术较灵活、复杂等），在国内外的口腔医学教育中，都把教育重点放在了大学本科毕业后的研究生及进修教育教学中，故在大学本科教学中，口腔正畸学的学时数不多。

如何能在较短的时间内掌握更多的知识和技能，除了重视理论课中电化教育手段的应用外，还要不断提高实验课的教学质量。为此，将形象化的TYPODONT模型应用于正畸实验教学中，模拟临床矫治过程，使学生获得整体感性认识，并加深其对生物力学、控根运动等理论知识的掌握，对开拓学生的科研思路，提高口腔正畸学的教学质量具有重要意义。

　　本教材是国内首部针对五年制口腔本科专业开发的 TYPODONT 正畸实验教材，第一版于 2016 年 4 月由兰州大学出版社出版发行，使用 6 年来，获得了师生广泛好评，有效提高了正畸教学质量。本次修订在第一版教材基础上，以同质化教学为目标，引入 CBL 教学方法，将 TYPODONT 模拟颌架进展与临床实际治疗进展一一对应，并增加了关键步骤的操作视频。期望本版教材的出版能对口腔正畸本科教学起到有益的帮助。

　　由于知识和时间所限，本书难免有不完善之处，恳请各位读者提出宝贵意见，以便我们修订完善。

编者

2024 年 3 月

目　录

实验一

口腔正畸门诊病人的一般检查及病历书写

【目的和要求】

（1）掌握口腔正畸门诊病人的一般检查方法。

（2）掌握口腔正畸门诊病历的书写。

（3）了解口腔正畸门诊初诊患者资料收集的方法/步骤。

（4）了解口腔正畸门诊病历书写的意义。

（5）了解错𬌗畸形的矫治设计。

【实验内容】

（1）示教正畸病人的一般临床检查方法及步骤。

（2）学生对模拟患者进行问诊、一般临床检查。

（3）完成正畸门诊病历的书写。

【实验用品】

一次性口腔器械检查盘（盒）、铅笔、中性笔（钢笔）等。

【方法与步骤】

一、口腔正畸门诊病历

病历是关于患者疾病发生、发展、诊断、治疗情况的系统记录，是临床医师根据问诊、查体、辅助检查以及对病情的详细观察所获得的临床资料，也是经过归纳、分析、整理书写而成的医疗档案资料。

书写完整而规范的病历，是培养临床医师临床思维能力的基本方法，是提高临床医师业务水平的重要途径。病历书写质量的优劣是考核临床医师实际工作能力的客观检验标准之一。

口腔正畸门诊病历书写要文字通顺简练、字迹清晰、无错别字、无自造字，以及不可使用非国际通用的中、英文缩写。病历词句中的数字一律用阿拉伯数字书写。病历中的任何内容不允许有涂改。病程记录之后如有空白，要用斜线标志，不能再加其他内容。病历书写内容要求真实完整，重点突出，条理清晰，有逻辑性、科学性的综合分析讨论意见。正畸临床中要用中文医学术语书写病历。

二、一般检查

错𬌗畸形的检查重点是检查牙、颌、面等组织的畸形表现。

（1）模拟患者进入诊室，学生开始临床接诊，向患者简单介绍自己，将患者安排到牙椅，调整好椅位、灯光，采集患者基本信息（姓名、性别、出生地、年龄、出生年月日、民族、籍贯、职业、通信地址、邮编、电话、就诊日期等）。

（2）采集患者主诉（本次就诊的主要目的和要求）。

（3）采集患者的既往史及现病史。幼年是否患过慢性疾病以至影响牙颌面发育，如佝偻病、结核病、肾病、内分泌疾病等；同时询问哺乳方式、外伤、拔牙史及有无正畸史等；询问萌牙、替牙及龋齿情况，如有无早萌、迟萌、乳牙龋坏早失等；幼年时有无口腔不良习惯，诸如吮指、咬唇、咬指甲、吐舌、口呼吸、偏侧咀嚼等；了解目前健康情况，患有哪些全身疾病、鼻咽部疾病等，如鼻炎、鼻中隔偏曲、扁桃体肥大等。

（4）家族史。询问直系亲属有无类似的畸形，以判定是否有遗传因素，询问母亲妊娠时的年龄、健康和营养状况、药物使用及外伤、临产情况等，以判断是否有先天因素存在。

（5）全身情况。精神状态，如有无面色异常、精神不振、痴呆等；生长发育情况，如身高、体重、胖瘦、毛发等有无异常。

（6）口内检查。检查牙的萌出、数目、形态、结构及乳恒牙替换等异常情况，检查双侧第一磨牙及尖牙咬合关系（安氏Ⅰ类、安氏Ⅱ类、安氏Ⅲ类），个别牙错位（唇颊向、舌腭向、近中、远中、高位、低位、转位、易位、斜轴等），牙弓狭窄、腭盖高拱、牙列拥挤、牙间隙等，前牙覆𬌗、覆盖关系等，后牙覆𬌗、覆盖关系等，上下牙列中线是否与面中线一致，全口牙齿松动度、龋齿、楔状缺损、氟斑牙、四环素牙等其他牙齿问题；检查颞下颌关节开口度、开口型，有无压痛、弹响等，正中关系位与正中颌位是否一致。

（7）颜面部检查。将牙椅靠背升起，让患者面向医生并放松，眼睛平视正前方，医生检查面部左右是否对称，颏部有否偏斜，面部上中下三等分是否一致，颧骨高低，上下唇有无短缩、翻卷，笑线高低，笑弧，颊廊间隙，上下牙列中线是否与面中线一致，侧面轮廓是属于凸面型、凹面型、还是直面型。

（8）向患者解释错𬌗畸形基本情况、治疗的大概时间、注意事项、复诊要求等，患者能接受上述基本要求后进一步做相关特殊检查。

三、特殊检查

（一）记存模型

记存模型可用于评估错𬌗畸形矫治前后对比牙𬌗情况，进行牙弓测量、排列实验等。记存模型要准确而清晰，不同于口腔修复模型，应包括牙齿、牙槽、移行皱襞、唇颊系带和腭盖等。正畸矫治前取记存模型是为了诊断和研究矫治设计，在矫治一个阶段后更改设计时，应再取一副阶段模型，矫治完成后应取完成记存模型，目的是观察以后有无复发倾向。

（二）照相分析

照相分析采用正畸专用相机拍摄。

1.正面相

正面相显示面部高度，左右面部发育是否对称、面型以及其他的面部畸形。照正面相时，要求患者端坐，保持自然头位，正视前方，上下颌牙齿咬合于牙尖交错位，上下唇自然闭合，最好请患者颜面保持微笑的姿态。

2.侧位相

侧位相头部呈45°、90°侧位，显示患者侧面突度和深度、下颌的斜度、颏部的突度等。

3.口内相

口内相显示牙的位置、牙体、牙周、牙弓形态及咬合情况。

口内正位片是为了观察前牙部的咬合状态，所以应注意，从下方投照时显示的覆𬌗浅，从上方投照时显示的覆𬌗深，所以最好是水平位置投照。

口内侧位相是为了观察牙列侧方的咬合关系，特别是上下颌第一恒磨牙的咬合关系。此时，患者需紧咬后牙，医师用口角牵拉钩尽量将口唇向后方牵引，使上下颌第一恒磨牙暴露，以尖牙为投照中心。

照口内牙列咬合片时，为了全面观察牙弓，应在最大开口位时进行。

（三）X线检查

1.牙片

牙片显示多生牙、缺失牙、阻生牙、牙长轴、恒牙胚发育、龋齿，牙根有无吸收和弯曲，牙根长度粗细，髓腔及牙体、牙周、根尖病变等情况。

2.咬合片

咬合片显示多生牙、埋伏牙的位置，牙根病变、腭裂间隙等。

3.颞下颌关节开闭口位片

颞下颌关节开闭口位片检查髁状突及关节窝情况。

4.全口牙位曲面体层X线片

全口牙位曲面体层X线片可全面观察全口牙、上下颌骨及髁状突的发育等情况。

5.手腕部X线片

手腕部X线片通过手腕部各骨的钙化程度，确定儿童生长发育情况，了解儿童骨龄是否与年龄一致，判断患者生长发育期，以此决定矫治最佳时期。

6.X线头颅侧位定位片

X线头颅侧位定位片通过所得影像，对牙、颌、颅面各标志点描绘出一定的线、角进行测量分析，从而了解牙、颌、面软硬组织的结构及其相互关系，使对牙、颌、面的检查和诊断由表面形态深入内部骨骼结构中。

7.头颅正位片

头颅正位片（后前位）观察上下颌骨左右向的骨骼关系及判断面部的对称性。

8.锥形束CT照片

锥形束CT照片观察埋伏牙的形状与位置、髁状突及关节窝情况等。

四、诊断

运用 Angle 分类法和毛氏分类法进行诊断，初步分析错𬌗畸形的病因和机制。

五、病历书写

对上述检查进行分析，结合患者病史采集和体格检查，完成口腔正畸科门诊病历书写。

【附模拟患者资料】

患者：董某，女，31岁。

主诉：前牙齿不齐就诊。

现病史：患者自觉数年前换牙致上前牙齿不齐及外突，未经治疗影响美观来我院就诊。

既往史：一年前智齿拔除史，无鼻炎等呼吸系统疾病，无肝炎等传染性疾病，无糖尿病等系统性疾病。

家族史：无。

过敏史：无。

不良习惯：无。

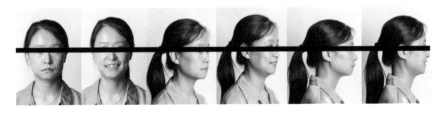

面相

面型从正面观和侧面观分析。

正面观：面下 1/3 偏小，左右基本对称；颏部无偏斜，上下中线右偏约 1 mm。

侧面观：偏直面型，鼻唇角正常，颏唇沟正常。

颞下颌关节分析：开口度、开口型正常，两侧关节动度一致，无弹响、压痛及杂音。

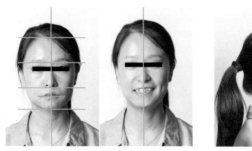
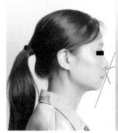
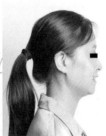

正面观　　　　　　　　　　　　　　　　　　侧面观

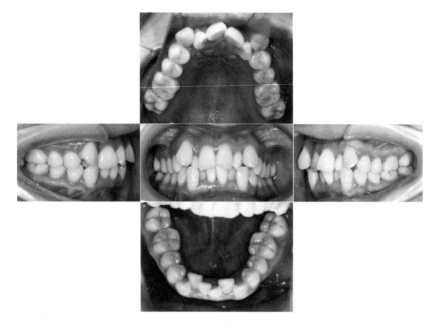

口内相

　　口内相分析：上、下中线右偏约 1 mm，覆𬌗、覆盖正常，12/43 反𬌗，22/33 反𬌗。

　　右侧磨牙：中性偏 Ⅱ 类关系。

　　左侧磨牙：中性偏 Ⅱ 类关系。

　　上牙列拥挤度为 15 mm，下牙列拥挤度为 9 mm。

　　Bolton 比：前牙比为 79.24%，全牙比为 92.31%。

　　整平 spee 曲线所需间隙：2.75 mm。

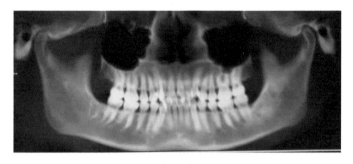

全景片

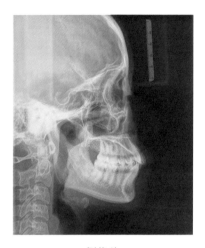

侧位片

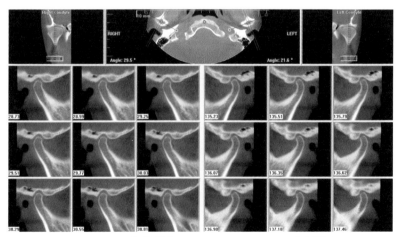

右侧髁突   左侧髁突

CBCT影像

口腔正畸科门诊病历

姓名_____ 性别_____ 婚否_____ 出生地_____ 民族_____

出生年月_____ 职业_____ 联系人_____ 医生_____

住址_____

药物过敏史_____ 电话_____

病历号_____ 记存模型号_____ X线（CBCT）号_____

面相号_____ 就诊日期_____年____月____日

主诉：

现病史：

既往史：

全身疾患：

局部疾患：

鼻咽部疾病：慢性鼻炎、慢性扁桃体炎、腺样体肥大。

不良习惯：吮指（拇指或其他）、咬唇（上、下）、咬物、吐舌、伸舌、张口呼吸、偏侧咀嚼（左、右）、吮颊、前伸下颌。

不良习惯起止时间_____

喂养：母乳、人工、混合。

发育：正常、异常。

家族史：

（一）口内检查

1.牙列式_____牙列（乳、混合、恒）

2.龋齿_____   滞留乳牙_____   早（缺）失牙_____

3.多生牙_____   发育不良_____

4.磨牙关系

左侧（中性、中性偏近中、近中尖对尖、完全近中、中性偏远中、远中尖对尖、完全远中）。

右侧（中性、中性偏近中、近中尖对尖、完全近中、中性偏远中、远中尖对尖、完全远中）。

5.尖牙关系

左侧（中性、近中、远中）。

右侧（中性、近中、远中）。

6.前牙覆盖

正常，深覆盖（Ⅰ°、Ⅱ°、Ⅲ°），反覆盖（Ⅰ°、Ⅱ°、Ⅲ°）。

7.前牙覆𬌗

正常，深覆𬌗（Ⅰ°、Ⅱ°、Ⅲ°），咬伤牙龈（有、无），反覆𬌗（Ⅰ°、Ⅱ°、Ⅲ°）。

8.牙列拥挤

上牙弓：无、有（轻度、中度、重度）。

下牙弓：无、有（轻度、中度、重度）。

9.散在间隙

上牙弓：无、有。牙位_____。

下牙弓：无、有。牙位_____。

10.错𬌗牙齿

锁𬌗_____   对𬌗_____   开𬌗_____

反𬌗_____   唇颊向_____   舌腭向_____

低位_____   高位_____   扭转_____

倾斜_____   其他_____

11.牙弓

上牙弓（对称、不对称）。

下牙弓（对称、不对称）。

上下牙弓（协调、不协调）。

12.牙列中线

上牙列（正、左偏____mm、右偏____mm）。

下牙列（正、左偏____mm、右偏____mm）。

13.纵𬌗曲线

上牙列（正常、过陡、反向）。

下牙列（正常、过陡、反向）。

14.牙槽突

上颌（丰满、欠丰满、凹陷）。

下颌（丰满、欠丰满、凹陷）。

15.其他

舌体_____　　舌系带_____　　唇系带_____

牙龈_____　　扁桃体_____

（二）面部检查

1.正面观

面部左右对称性（对称、不对称）。

颏部左偏____ mm；颏部右偏____ mm。

面下 1/3 比例（均衡、过大、过小）。

口裂线（平直、左高右低、左低右高）。

开唇露齿：无、有（轻、中、重）。

唇：上唇（正常、过长、短缩）；下唇（正常、外翻）。

颏唇沟：浅、正常、深。

颏肌：正常、紧张。

2.侧面观

凸面、直面、凹面。

上颌（正常、前突、后缩）；下颌（正常、前突、后缩）；下颌角（适中、过大、过小）。

3.颞颌关节检查

开口型（↓↑、↱↑、↙↑）；张口度_____横指。

弹响　左/右（开口期、闭口期）；压痛（左、右）；杂音（左、右）；关节铰锁（左、右）。

（三）模型分析

1.拥挤度

上颌：

下颌：

2.Bolton 比

前牙比：

全牙比：

3.Spee's 氏曲度

左侧_____ mm；右侧_____ mm；整平 Spee's 曲度所需间隙_____ mm。

（四）影像检查

1.全口牙位曲面体层 X 线片

编号_____ 　　日期_____

所见：

2.头颅侧位定位片

编号_____ 　　日期_____

X 线头影测量分析：填写表 1-1。

表 1-1　X 线头影测量分析

项　目		替牙期	恒牙期	前	中	后
颌骨矢状向关系	SNA(°)	82.3±3.5	82.8±4.0			
	SNB(°)	77.6±2.9	80.1±3.9			
	ANB(°)	4.7±1.4	2.7±2.0			
	Wits 值(mm)	−1.4±2.6	−0.8±2.8			
	Pog-Np(mm)	−8～−6	−2～4			
	ANS-Pt(m)	男：47.2±2.2 女：55.0±1.5	男：52.1±2.8 女：49.9±2.1			
颌骨垂直向关系	GoGn-SN(°)	35.8±5.6	32.5±5.2			
	MP-SN(°)	35.8±3.6	32.5±5.2			
	FH-MP(°)	31.8±4.4	31.1±5.6			
	S-Go/N-Me(%)	62～65	62～65			
	ANS-Me/N-Me(%)	男：55.4±1.3 女：55.0±1.5	男：55.4±2.3 女：55.0±2.5			
	OP-SN(°)	21±3.6	16.1±5.0			
牙性关系	U1-L1(°)	122.0±6.0	125.4±7.9			
	U1-NA(°)	22.4±5.2	22.8±5.7			
	U1-NA(mm)	3.1±1.6	5.1±2.4			
	U1-SN(°)	104.8±5.3	105.7±6.3			

续表1-1

项 目		替牙期	恒牙期	前	中	后
	L1-NB(°)	32.7±5.0	30.3±5.8			
	L1-NB(mm)	6.0±1.5	6.7±2.1			
	L1-MP(°)	94.7±5.2	92.6±7.0			
	U1-PP(mm)	男:27±2	男:28±3			
		女:26±2	女:28±2			
	U6-PP(mm)	19±2	22±2			
	L1-MP(mm)	38±2	男:42±3			
			女:40±2			
	L6-MP(mm)	男:31±2	男:35±3			
		女:30±2	女:33±2			
软组织测量	UL-E$_{line}$(mm)		−2±2			
	LL-E$_{line}$(mm)		0±2			
气道	上气道(mm)	17.4(≥5 mm)				
	下气道(mm)	10～12(≤15 mm)				

舌肌位置:

骨龄判断:CS 期

3. CBCT影像

牙:前牙的冠根比、牙根形态以及个别异常牙的形态位置描述。

_____

牙槽骨:牙槽骨高度、牙根与皮质骨的距离、前牙区齿槽骨厚度等。

_____

颞颌关节:双侧升支高度是否一致、左右侧髁状突形态、位置等。

_____

_____

4.诊断

主要诊断:_____

_____

次要诊断:_____

_____

5.矫治计划

包括矫治技术、矫治器类型、拔牙与否、拔牙部位、支抗设计、三维方向问题的解决方案，以及可能出现的问题及对策。设计多种方案时需写明患者选择哪种矫治方案。

_____

_____

_____

6.保持计划

保持器类型_____

戴用时间及注意事项_____

_____

正畸治疗中注意事项_____

_____

_____

附：

记存模型（　　）　　CBCT（　　）　　头颅侧位片（　　）　　曲面断层片（　　）

照片（　　）　　化验（　　）

医师签名：

家长/患者签名：

年　　月　　日

六、注意事项

（1）要注意问诊技巧和沟通技巧；

（2）检查时动作要轻柔、有支点，及时观察患者表情等。

【实验报告与评定】

（1）评定学生临床检查模拟患者的操作。

（2）评定学生完成的口腔正畸门诊病历。

（任利玲）

实验二

错殆畸形的诊断和分析

【目的和要求】

（1）掌握错殆畸形的分类法、模型分析。

（2）熟悉错殆畸形的临床诊断。

（3）掌握 X 线头影测量方法。

【实验内容】

（1）TYPODONT 模型示教 Angle 错殆畸形分类法、模型分析以及诊断。

（2）TYPODONT 模型示教毛燮均错殆畸形分类法。

（3）在教师的指导下，学生进行 Angle 错殆畸形分类法和毛燮均错殆畸形分类法、模型分析、诊断及分析练习。

【实验用品】

《口腔正畸 TYPODONT 实验教程（第二版）》教科书，Angle 错殆畸形 TYPODONT 模型，直尺，量角尺，分规，铅笔，头颅侧位片，硫酸纸等。

【方法与步骤】

利用 TYPODONT 模型示教讲解 Angle 错殆分类法和毛燮均错殆分类法，采用分规和直尺进行 TYPODONT 模型分析。

一、错𬌗畸形的分类

（一）正常𬌗

一个正常、协调的咬合应该具备的条件是：牙弓排列正常，每一个恒牙与同一牙弓内的左、右邻牙保持理想的邻接关系，上颌的每一个恒牙应当保持与下颌牙有理想的咬合关系。正常𬌗的发育经历了从出生到恒牙发育几个连续的阶段。

乳牙列从出生第6个月，即下颌中切牙的萌出开始，通常到2岁半左右结束。在此阶段，一般在上颌乳尖牙的近中和下颌乳尖牙的远中出现间隙（灵长间隙），并且上下第二乳磨牙的远中面呈一直线，在一个垂直平面上（垂直型）。

替牙𬌗期为从6岁时第一恒磨牙开始萌出到12岁左右乳牙被恒牙全部替换期间，牙列中乳牙及恒牙的并存状态，有人称为"丑小鸭阶段"。在此阶段，乳尖牙及第一乳磨牙、第二乳磨牙的牙冠宽度总和比替换后的恒尖牙和第一前磨牙、第二前磨牙大，这个差值称为替牙间隙。在上颌单侧为0.9～1 mm，在下颌单侧为1.7～2 mm。这些间隙的存在，使得下颌第一恒磨牙向近中移动较上颌为多，亦可使乳磨牙的终末平面为垂直型者，也能够建立恒磨牙的中性关系。

（二）Angle错𬌗分类法

Angle在1899年提出该分类法，他认为上颌骨固定于头颅上，位置必然固定，上颌第一恒磨牙生长在上颌骨上，稳定而不易错位，故称上颌第一恒磨牙为"𬌗的锁匙"，根据该理论，将错𬌗畸形分为以下三类：

1. Ⅰ类错𬌗——中性错𬌗（neutral malocclusion）

上下颌骨及牙弓的近、远中关系正常，磨牙关系为中性关系，即在正中𬌗位时，上颌第一恒磨牙的近中颊尖咬合于下颌第一恒磨牙的近中颊沟内，若全口牙无一错位者，称为正常𬌗，若有错位者，则称为中性错𬌗或第Ⅰ类错𬌗（图2-1）。

Ⅰ类错𬌗可表现为前牙拥挤、上牙弓前突、双牙弓前突、前牙反𬌗、前牙深覆𬌗、后牙颊舌向错位等。

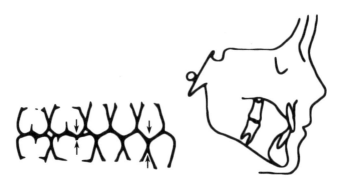

图2-1　Angle I 类错𬌗

2.II类错𬌗——远中错𬌗（distal malocclusion）

下牙弓及下颌处于远中位置，若下颌后退 1/4 个磨牙或 1/2 个前磨牙的距离，即上下颌第一恒磨牙的近中颊尖相对时，称为轻度远中错𬌗关系或开始远中错𬌗。若下颌再后退，以至于上颌第一恒磨牙近中颊尖咬合于下颌第一恒磨牙和第二前磨牙之间时，则称为完全远中错𬌗关系（图2-2）。

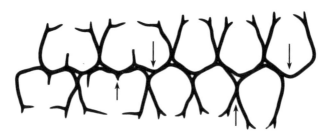

图2-2　Angle II 类错𬌗

II类1分类：除磨牙远中错𬌗关系之外，还有上颌前牙的唇向倾斜（图2-3a）。

II类1分类亚类：一侧磨牙为远中错𬌗关系，而另一侧为中性𬌗关系，且上颌前牙唇向倾斜。

II类2分类：除磨牙远中错𬌗关系之外，还有上颌前牙的舌向倾斜（图2-3b）。

II类2分类亚类：一侧磨牙为远中错𬌗关系，而另一侧为中性𬌗关系，且上颌前牙舌向倾斜。

II类1分类可表现为上前牙前突、前牙深覆盖、上唇发育不足和开唇露齿等畸形。Ⅱ类2分类可表现为内倾型深覆𬌗、面下1/3过短、颏唇沟较深等。

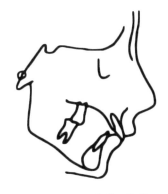 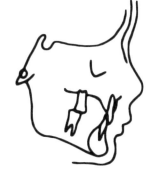

图2-3a　AngleⅡ类1分类　　　　图2-3b　AngleⅡ类2分类

3.Ⅲ类错𬌗——近中错𬌗（mesial malocclusion）

下牙弓及下颌处于近中位置，若下颌前移1/4个磨牙或1/2个前磨牙的距离，即上颌第一恒磨牙的近中颊尖与下颌第一恒磨牙的远中颊尖相对时，称为轻度近中错𬌗关系或开始近中错𬌗。若下颌向近中移动1/2个磨牙或1个前磨牙的距离，以至于上颌第一恒磨牙的近中颊尖咬合在下颌第一恒磨牙、第二恒磨牙之间时，则称为完全近中错𬌗关系（图2-4）。

Ⅲ类亚类：一侧磨牙为近中错𬌗关系，而另一侧为中性关系。

Ⅲ类错𬌗可表现为前牙对𬌗、反𬌗或开𬌗，上颌后缩或下颌前突等。

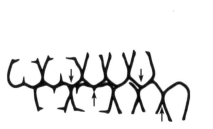 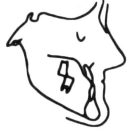

图2-4　AngleⅢ类错𬌗

Angle错𬌗分类法有一定的科学基础，简明易懂，便于临床应用，故被广泛接受，它的不足之处在于：

（1）上颌第一恒磨牙的位置并非恒定，有的近远中错𬌗也可能是上颌或上牙弓所致。

（2）该分类法所述的错𬌗畸形形成机制不全，错𬌗畸形的表现应从长、宽、高三维方向考虑，而不仅仅是从长度这一维的问题考虑。

（3）现代人错𬌗畸形的重要机制之一，乃是牙量、骨量不调，而未在分类法中体现。

（三）毛燮均错𬌗畸形分类法

1959年毛燮均教授以错𬌗畸形的机制、症状、矫治三者结合为基础，提出了该分类法。

1.第Ⅰ类——牙量、骨量不调

（1）第一分类（Ⅰ¹）：牙量相对大，骨量相对小，表现为牙列拥挤错位。

（2）第二分类（Ⅰ²）：骨量相对大，牙量相对小，表现为牙列有间隙、不连续。

2.第Ⅱ类——长度不调，即近远中关系不调

（1）第一分类（Ⅱ¹）：近中错𬌗，表现为后牙近中错𬌗，前牙对𬌗或反𬌗。

（2）第二分类（Ⅱ²）：远中错𬌗，表现为后牙远中错𬌗，前牙深覆盖、颏部可能后缩。

（3）第三分类（Ⅱ³）：后牙中性𬌗，前牙反𬌗。

（4）第四分类（Ⅱ⁴）：后牙中性𬌗，前牙深覆盖。

（5）第五分类（Ⅱ⁵）：双颌或双牙弓前突。

3.第Ⅲ类——宽度不调

（1）第一分类（Ⅲ¹）：上牙弓宽于下牙弓，表现为后牙深覆盖或正锁𬌗。

（2）第二分类（Ⅲ²）：上牙弓窄于下牙弓，表现为后牙对𬌗、反𬌗或反锁𬌗。

（3）第三分类（Ⅲ³）：双牙弓狭窄。

4.第Ⅳ分类——高度不调

（1）第一分类（Ⅳ¹）：前牙深覆𬌗，可能表现面下1/3过短。

（2）第二分类（Ⅳ²）：前牙开𬌗，可能表现面下1/3过高。

5.第Ⅴ分类——个别牙齿错位

6.第Ⅵ分类——特殊类型

毛燮均错𬌗畸形分类法反映了咀嚼器官的主体结构和咀嚼器官的演化，体现了错𬌗畸形的立体概念，不仅从形态上分类，而且将错𬌗机制包括得较全面，

在分类的同时，大概标示出矫治的方法和原则。该分类方法中，重点提到牙量、骨量不调这个重要机制。该分类法的不足之处在于比较繁琐，初学者不易记忆，不能包罗万象，不能解释所有的错𬌗畸形。

（四）切牙关系分类

切牙关系通常分为三类：

1. Ⅰ类

Ⅰ类是下切牙的切缘咬合于上颌中切牙的舌隆突表面（图2-5a）。

2. Ⅱ类

Ⅱ类是下切牙的切缘位于上颌中切牙的舌隆突的后部，包括：Ⅱ类1分类——上中切牙唇向倾斜（图2-5b）；Ⅱ类2分类——上中切牙舌向倾斜（图2-5c）。

3. Ⅲ类

下切牙的切缘位于上颌中切牙的唇侧（图2-5d）

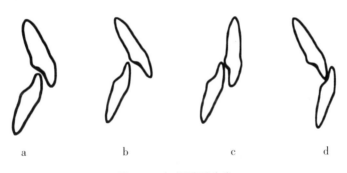

a   b   c   d

图2-5 切牙关系分类

（五）尖牙关系分类

尖牙关系通常分为三类：

1. Ⅰ类

Ⅰ类是上颌尖牙牙尖咬合于下颌尖牙和第一前磨牙之间。

2. Ⅱ类

Ⅱ类是上颌尖牙向近中或下颌尖牙向远中移动，致使上颌尖牙牙尖咬合于下颌尖牙和侧切牙之间。

3.Ⅲ类

Ⅲ类是上颌尖牙向远中或下颌尖牙向近中移动，致使上颌尖牙牙尖咬合于下颌第一、第二前磨牙之间。

二、模型分析

正畸模型是患者牙、牙弓、牙槽、基骨、腭盖等形态及上下牙𬌗关系的精确复制。模型分析是口腔正畸临床诊断、制定矫治计划中的一个重要步骤，通过对牙、牙排列、牙弓及𬌗关系的测量和分析，有助于对错𬌗患者的诊断和治疗。

模型可以弥补临床上口腔检查的不足，在模型上可以从前方、侧方、后方仔细地观察患者的牙𬌗情况，进一步了解牙齿的数目、形态、大小有无差异以及牙错位的情况。牙弓的形状、大小、对称性，上下牙弓是否协调，纵𬌗曲线及横𬌗曲线有无异常，中线是否正常，牙弓、牙槽弓、基骨弓三者的关系是否协调，𬌗关系是否正常等均应在模型上仔细观察并进行测量分析。

侧面观：Angle's错𬌗类型、尖牙关系、覆𬌗关系、覆盖关系、𬌗曲线的曲度、前牙倾斜度。

前后观：上下牙列中线是否对正、牙齿轴倾度（颊向、舌向、近中向、远中向等）、是否存在反𬌗（前牙或后牙、单侧或双侧、单个牙或一组牙）、牙列拥挤或存在散在间隙。

𬌗面观：牙齿萌出阶段（乳牙期、混合牙列期或恒牙列期）、牙弓对称性、牙弓形态（尖圆形、卵圆形、方圆形等）、牙齿形态、牙弓长度及宽度、牙槽弓的长度及宽度、基骨弓的长度及宽度、腭穹高度。

（一）拥挤度分析（space analysis）

拥挤度分析是对牙列拥挤程度的定量评价。

1.恒牙列分析

（1）牙弓应有长度

牙弓应有长度即牙弓内各牙齿牙冠宽度的总和。可用分规或游标卡尺测量每个牙冠的最大径（图2-6）。一般测量下颌第一磨牙前牙弓内各个牙的牙冠宽度，其总和为牙弓应有长度或必需间隙。

（2）牙弓现有长度

牙弓现有长度即牙弓整体弧形的长度。一般用直径0.5 mm的黄铜丝一根，从下颌第一磨牙近中接触点起，沿下颌前磨牙颊尖、下尖牙牙尖，经过正常排列的下切牙切缘到对侧下颌第一磨牙近中接触点。如果全部下切牙均向唇侧或舌侧倾斜时，应沿下切牙牙槽嵴顶进行测量，使黄铜丝成一根弧线，再将铜丝拉直后测量其长度，一般可测量三次后求平均值，即为下牙弓现有弧形长度或称可用间隙。如需测量上牙弓的弧形长度，则从上颌第一磨牙近中接触点开始沿前磨牙𬌗面至尖牙牙尖，再沿上切牙切缘至对侧上颌第一磨牙近中接触点。此外，也可用分规或游标卡尺对牙弓弧度进行分段测量，一般可将牙弓分为四段，即一侧的切牙与尖牙，第一前磨牙近中至第一恒磨牙近中接触点，两侧总共四段。分段测量其长度后，再将各段长度相加，其总和为牙弓现有长度，即可用间隙（图2-7）。

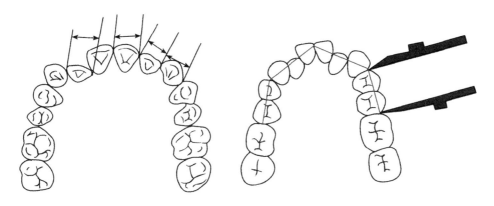

图2-6　牙弓应有长度（牙冠宽度）的测量　　　图2-7　牙弓现有长度的测量（分段法）

（3）牙列拥挤程度分析

牙列拥挤程度是牙弓应有长度与牙弓现有长度之差（牙弓应有长度−牙弓现有长度）。

牙列拥挤度分级：

轻度拥挤（Ⅰ度拥挤）：牙列拥挤度≤4 mm。

中度拥挤（Ⅱ度拥挤）：4 mm＜牙列拥挤度≤8 mm。

重度拥挤（Ⅲ度拥挤）：牙列拥挤度＞8 mm。

2.混合牙列分析

混合牙列期，由于有未萌出的恒牙，计算必需间隙时，应估计未萌出的尖牙或第一前磨牙、第二前磨牙的牙冠宽度，可用以下几种方法：

（1）通过X线牙片测量

X线牙片测量是根据X线牙片上乳牙放大率与恒牙胚放大率相同的原理，对混合牙列进行分析。可用分规或游标卡尺测量X线牙片上乳牙冠宽（E_X）及其下方未萌恒牙宽度（U_X），直接在模型上测量乳牙宽度（E_m），利用以下公式校正未萌尖牙和前磨牙在X线牙片上的放大率，计算未萌恒牙实际冠宽（U_m）。

$$U_m = E_m \cdot U_X / E_X$$

（2）Moyers预测法

1958年，Moyers提出用下颌恒切牙的牙冠宽度总和来预测替牙期未萌出的上、下颌尖牙与前磨牙牙冠宽度的方法。首先测量已萌出的4颗下切牙牙冠的总宽度（图2-8），按不同性别查表（表2-1）。根据临床经验，认为75%的概率值最具有参考价值，因此以75%的概率值为准，分别查出上颌与下颌一侧尖牙与前磨牙的宽度值，将所查得的宽度值乘2，即为上、下颌双侧尖牙与前磨牙的宽度值。

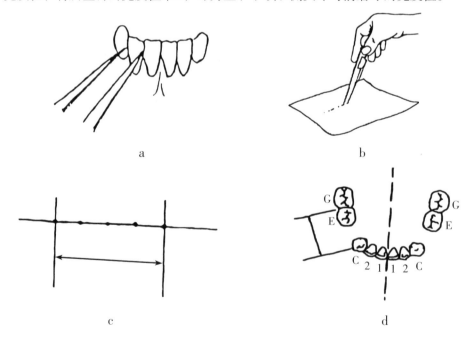

图2-8　下切牙宽度的测量

　　将4颗下切牙的宽度值与下颌双侧尖牙、前磨牙的总宽度相加，得出下牙弓内第一磨牙前各牙牙冠的总宽度，即下牙弓的必需间隙。

　　如需测量上牙弓时，一般上切牙已萌出，可测量已萌出的4颗上切牙的总宽度，再与上颌双侧尖牙与前磨牙总宽度预测值相加，得出上牙弓内第一磨牙前各牙牙冠的总宽度，即为上牙弓的必需间隙。

表2-1　用下颌恒切牙牙冠宽度总和预测上颌尖牙、下颌尖牙、前磨牙的必需间隙（Moyers）

性别	Σlower incisors	19.5	20.0	20.5	21.0	21.5	22.0	22.5	23.0	23.5	24.0	24.4	25.0
男性	95%	21.6	21.8	22.1	22.4	22.7	22.9	23.2	23.5	23.8	24.0	24.3	24.6
	85%	21.0	21.3	21.5	21.8	22.1	22.4	22.6	22.9	23.2	23.5	23.7	24.0
	75%	20.6	20.9	21.2	21.5	21.8	22.0	22.3	22.6	22.9	23.1	23.4	23.7
	65%	20.4	20.6	20.9	21.2	21.5	21.8	22.0	22.3	22.6	22.8	23.1	23.4
	50%	20.0	20.3	20.6	20.8	21.1	21.4	21.7	21.9	22.2	22.5	22.8	23.0
	35%	19.6	19.9	20.2	20.5	20.8	21.0	21.3	21.6	21.9	22.1	22.4	22.7
	25%	19.4	19.7	19.9	20.2	20.5	20.8	21.0	21.3	21.6	21.9	22.1	22.4
	15%	19.0	19.3	19.6	19.9	20.2	20.4	20.7	21.0	21.3	21.5	21.8	22.1
	5%	18.5	18.8	19.0	19.3	19.6	19.9	20.1	20.4	20.7	21.0	21.2	21.5
女性	95%	21.1	21.4	21.7	22.0	22.3	22.6	22.9	23.2	23.5	23.8	24.1	24.4
	85%	20.5	20.8	21.1	21.4	21.7	22.0	22.3	22.6	22.9	23.2	23.5	23.8
	75%	20.1	20.4	20.7	21.0	21.3	21.6	21.9	22.2	22.5	22.8	23.1	23.4
	65%	19.8	20.1	20.4	20.7	21.0	21.3	21.6	21.9	22.2	22.5	22.8	23.1
	50%	19.4	19.7	20.0	20.3	20.6	20.9	21.2	21.5	21.8	22.1	22.4	22.7
	35%	19.0	19.3	19.6	19.9	20.2	20.5	20.8	21.1	21.4	21.7	22.0	22.3
	25%	18.7	19.0	19.3	19.6	19.9	20.2	20.5	20.8	21.1	21.4	21.7	22.0
	15%	18.4	18.7	19.0	19.3	19.6	19.8	20.1	20.4	20.7	21.0	21.3	21.6
	5%	17.7	18.0	18.3	18.6	18.9	19.2	19.5	19.8	20.1	20.4	20.7	21.0

（3）Tanaka-Johnston预测法

　　Tanaka-Johnston预测法是用下颌切牙的牙冠总宽度直接预测尖牙与前磨牙牙冠总宽度的方法。

下颌切牙牙冠宽度总和(mm)/ 2 + 10.5 mm=下颌单侧尖牙牙冠宽度+前磨牙牙冠宽度（mm）。

下颌切牙牙冠宽度总和(mm)/ 2 + 11.0 mm=上颌单侧尖牙牙冠宽度+前磨牙牙冠宽度（mm）。

（二）牙大小的协调性——Bolton指数分析（Bolton analysis）

错𬌗的病例中常出现由于牙冠宽度大小的不调而不能达到良好的𬌗关系，Bolton指数是指上下前牙牙冠宽度总和的比例关系与上下牙弓全部牙牙冠宽度总和的比例关系（式2.1、式2.2）。用Bolton指数可以诊断患者上下牙弓中是否存在牙冠宽度不协调的问题。

$$前牙比=\frac{下颌6颗前牙牙冠宽度总和}{上颌6颗前牙牙冠宽度总和}\times100\%$$ 　　2.1

$$全牙比=\frac{下颌12颗牙牙冠宽度总和}{上颌12颗牙牙冠宽度总和}\times100\%$$ 　　2.2

国人正常𬌗的Bolton指数，前牙比为78.8%±1.72%，全牙比为91.5%±1.51%。

（三）𬌗曲线曲度的测量

将直尺放置在下切牙切端与最后一颗下颌磨牙的牙尖上，测量牙弓𬌗面最低点至直尺的距离（图2-9），分别测量左侧和右侧，所得的数相加除以2再加0.5 mm即为整平牙弓或改正𬌗曲线所需间隙（式2.3）。此外，也可用同法测量，所得左右侧的数据各减2 mm后再相加，则为整平牙弓或改正𬌗曲线所需间隙（式2.4）。

$$Spee曲度=\frac{L_{左侧}+L_{右侧}}{2}+0.5\ mm$$ 　　2.3

$$Spee曲度=（L_{左侧}-2\ mm）+（L_{右侧}-2\ mm）$$ 　　2.4

正常𬌗Spee曲线深度在0～2 mm。

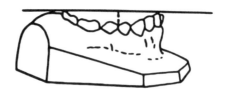

图2-9　下颌牙弓Spee曲度的测量

（四）牙弓对称性的分析（symmetry evaluation）

在上颌模型上用红铅笔标出腭中缝位置，用分规测量双侧同名牙至中线间的距离，可了解牙弓左右是否对称，双侧同名牙是否在同一平面上（图2-10）。

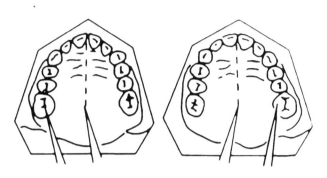

图2-10 牙弓对称性的分析

（五）牙弓长度的测量（length evaluation）

测量中切牙近中接触点到左、右侧第二恒磨牙远中接触点之间连线的垂直距离，该距离即为牙弓长度（图2-11）。该长度可分为三段：

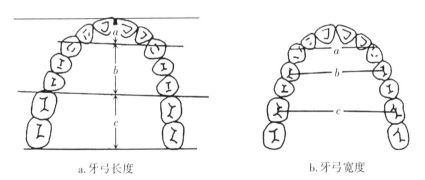

a.牙弓长度   b.牙弓宽度

图2-11 牙弓长度及宽度的测量

1.牙弓前段长度

牙弓前段长度是中切牙近中接触点至双侧尖牙牙尖连线的垂直距离（图2-11a中的 *a* 段距离）。

2.牙弓中段长度

牙弓中段长度是双侧尖牙牙尖连线至第一磨牙近中接触点连线之间的垂直距离（图2-11a中的 *b* 段距离）。

3.牙弓后段长度

牙弓后段长度是第一磨牙近中接触点连线至第二恒磨牙远中接触点之间连线的垂直距离（图2-11a中的c段距离）。

（六）牙弓宽度的测量（width evaluation）

牙弓宽度的测量是测量牙弓三个部位的宽度，即牙弓前段宽度（双侧尖牙牙尖之间宽度）、牙弓中段宽度（双侧第一前磨牙中央窝之间宽度）、牙弓后段宽度（双侧第一磨牙中央窝之间宽度）（图2-11b中的a、b、c段距离）。

（七）牙槽弓长度及宽度的测量

用特制游标卡尺测量上中切牙唇侧牙槽弓最突点至第一恒磨牙远中接触点之间连线的垂直距离（图2-12中的a段距离），即牙槽弓长度；测量双侧第一前磨牙牙槽骨颊侧最突点之间的距离（图2-12中的b段距离），即牙槽弓宽度。

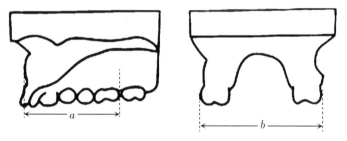

图2-12　牙槽弓长度及宽度的测量

（八）基骨弓长度及宽度的测量

测量中切牙唇侧黏膜移行皱襞处牙槽骨之最凹点至第一恒磨牙远中接触点之间连线的垂直距离（图2-13中的a段距离），即基骨弓长度；测量双侧第一前磨牙牙槽骨颊侧黏膜移行皱襞处最凹点之间的距离（图2-13中的b段距离），即牙槽弓宽度。

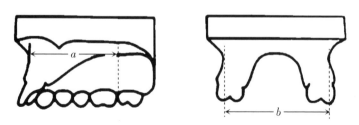

图2-13　基骨弓长度及宽度的测量

（九）腭穹隆高度的测量

腭穹隆高度的测量是用特制的腭穹隆高度测量尺，使其水平部置于双侧上颌第一磨牙𬌗面，调整尺的垂直部，使之与腭穹顶接触，记录该垂直部读数，即为腭穹隆高度（图2-14）。

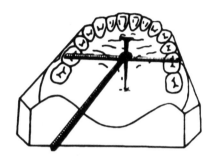

图2-14 腭穹隆高度的测量

（十）覆盖（overjet）的测量

上切牙切缘到下切牙唇面之间的水平距离（图2-15a），即覆盖，正常值在3 mm以内，当上下切牙切端之间的距离超过3 mm时，称为深覆盖（deep overjet），分为三度：

Ⅰ度深覆盖：覆盖为3～5 mm；

Ⅱ度深覆盖：覆盖为5～8 mm；

Ⅲ度深覆盖：覆盖为8 mm以上。

如果下切牙切端位于上切牙切端的唇侧，此时切牙切端水平向关系称为反覆盖（reverse overjet）。

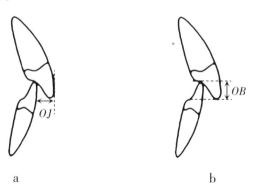

a   b

图2-15 覆盖及覆𬌗的测量

（十一）覆𬌗（overbite）的测量

上切牙切缘到下切牙切缘之间的垂直距离（图 2-15b），即覆𬌗，正常时上前牙覆盖过下前牙唇面不超过切 1/3，且下前牙切缘咬在上前牙舌面的切 1/3 以内。如果超过该正常参考值，则称为深覆𬌗（deep overbite），分为三度：

Ⅰ度深覆𬌗：上前牙牙冠覆盖下前牙牙冠的 1/3 以上至 1/2 处或下前牙咬合在上前牙舌侧切 1/3 以上至 1/2 处；

Ⅱ度深覆𬌗：上前牙覆盖下前牙冠长的 1/2 以上至 2/3 处或下前牙咬合在上前牙舌侧切 1/2 以上至 2/3 处（如舌隆突）者；

Ⅲ度深覆𬌗：上前牙牙冠完全覆盖下前牙牙冠，甚至咬在下前牙唇侧龈组织上或下前牙咬合在上前牙舌侧龈组织或硬腭黏膜上。

测量后根据 TYPODONT 模型完成实验表 2-2。

表 2-2　实验表

实验项目		分析结果
错𬌗分类	Angle 分类	
	毛燮均分类	
切牙关系		
尖牙关系		
拥挤度		
Bolton 指数	前牙比	
	全牙比	
Spee 曲度		
牙弓对称性		
模型测量		
牙弓长度	前段	
	中段	
	后段	
牙弓宽度	前段	
	中段	
	后段	

实验项目		分析结果
牙槽弓	长度	
	宽度	
基骨弓	长度	
	宽度	
腭穹隆高度		
覆盖		
覆牙合		

三、X线头影测量分析

（一）X线头影测量

1.X线头影测量（cephalometrics）

X线头影测量首先由德国学者Hofrath和美国学者Broadbent推出。头颅测量是指通过X线照射所获得的影像资料来测量活体头部相关解剖特征。其最初用于颅面复合体生长型（growth pattern）的研究，后来用于评价牙颌面的比例和错牙合畸形的解剖学中。目前，头颅X线片广泛用于正畸临床实践中。

X线头影测量主要是测量X线头颅定位照相所得的影像，对牙、牙合、颌骨、颅面各标志点描绘出一定的线角进行测量分析，从而了解牙、牙合、颌骨、颅面软硬组织的结构，使对牙、牙合、颌骨、颅面的检查和诊断由表面形态深入到内部的骨骼中去。

2.X线头影测量片分类

X线头影测量片可分为以下两类：

（1）头颅后前位片

头颅后前位片主要显示颅面部的垂直向和横向尺寸，用以评价颅面部的左右对称性和垂直对称性。以正中矢状平面来评价面部左右对称性（图2-16）。以不同高度的横牙合曲线来评价面部垂直向的对称性（图2-16）。

（2）头颅侧位片

头颅侧位片主要显示颅面部的垂直向和前后向（矢状向）尺寸，是正畸临床实践中最常用的测量片（图2-17）。

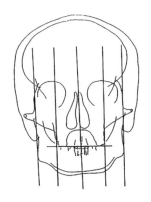

图2-16 面部对称性评价

3.X线头影测量的功能

（1）对面部类型进行分类；

（2）显示上下颌基骨的相对位置关系；

（3）评估软组织轮廓；

（4）评价中切牙与上下颌基骨和软组织轮廓的相对位置关系；

（5）记录黏结矫治器之前的图像，尤其是矫治计划中上下颌中切牙需要移动的位置；

（6）监测治疗的进展；

（7）就生长期的正畸治疗做生长预测；

（8）出于研究目的，如生长发育相关信息的纵向研究（从出生到成年拍摄一系列头颅侧位片）；

（9）检测各种异常和病变，如垂体肿瘤或腺样体肥大等；

（10）用于外科正畸的诊断和矫治设计；

（11）用于下颌功能分析。

4.X线头影侧位片的描绘方法

X线头影侧位片的描绘方法是将头颅侧位片置于桌面，描绘侧轮廓正对右手，放置硫酸纸，光面朝上，其下缘超出颏下点1英寸[①]。用透明胶带将硫酸纸

[①] 1英寸=2.54 cm,口腔正畸中,常用英寸为单位,为便于学生理解,本书中也用此单位,特此说明。

上缘转折处粘贴于侧位片背面，在相对黑暗的环境中，在观片灯上描绘。按照先软组织、后硬组织、最后牙列的描绘顺序进行描绘。若双侧结构均显影，则取其平均值作为描记值。

5.描记顺序

（1）从额头、鼻子、嘴唇、下巴，直到越过下巴的喉角做曲线，描记软组织轮廓；

（2）描记硬组织轮廓，始于前额和额窦；

（3）描记鼻骨；

（4）描记前鼻棘和上颌骨的前部轮廓到上颌中切牙之间的牙槽嵴；

（5）描记鼻腔底部和上腭顶部，描记后鼻棘；

（6）从下颌中切牙的牙槽嵴开始，描记下颌骨的前部轮廓；

（7）描记下巴到颏联合的外部轮廓；

（8）从颏联合到下颌角，描记下颌骨下缘；

（9）描记下颌支后缘；

（10）从眶上嵴到眶下缘最低点，描记眼眶轮廓；

（11）从眼眶的侧面轮廓到关键嵴（三角影像最下点投影），描记颧骨轮廓；

（12）描记后鼻棘正上方似一个倒置泪滴状的翼上颌裂，该裂的前轮廓代表上颌骨的后表面，其后轮廓表示蝶骨翼外板；

（13）描记外耳道轮廓，显示为一个椭圆透亮或不透亮环形阴影（耳杆），位于髁状突最上缘最表面的后面；

（14）描记蝶鞍（鞍形垂体窝）；

（15）从牙冠到牙根，描记最突出的上颌中切牙；

（16）描记最突出的下颌中切牙；

（17）描记上下颌第一恒磨牙；

（18）描记枕骨。

6.头影测量标志（解剖）点

头影测量标志点如图2-17所示。

（1）颅底

鼻根点（N）：鼻额缝的最前点。

蝶鞍点 (S)：蝶鞍影像的中心点。

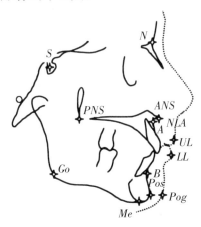

图2-17　头影测量标志(解剖)点

（2）上颌

前鼻棘 (ANS)：前鼻嵴之尖。鼻底水平，上颌骨之最前点。

后鼻棘 (PNS)：硬腭后部骨棘之尖。鼻底水平，上颌骨之最后点。

上齿槽座点 (A)：前鼻棘与上齿槽缘点间之骨部最凹点，常位于上颌中切牙根尖前约2 mm处。

（3）下颌

下齿槽座点 (B)：下齿槽缘点与颏前点间之骨部最凹处。

颏前点 (Pog)：骨性颏部之最前点。

颏下点 (Me)：下颌正中骨性联合之最下点。

下颌角点 (Go)：下颌角之最下最后点。

（4）软组织

上唇突点 (UL)：上唇轮廓之最前点。

下唇突点 (LL)：下唇轮廓之最前点。

软组织颏前点 (Pos)：颏部软组织之最前点。

7.X线头影测量参考平面和线条

X线头影测量参考平面和线条如图2-18所示。

（1）前颅底（SN线）

SN线是连接蝶鞍中心点 (S) 与鼻根点 (N) 所成的线，用其表示前颅底。

（2）上颌平面（*MxPl*）

上颌平面又称腭平面（*PP*），连接前鼻棘点（*ANS*）与后鼻棘点（*PNS*）之间的线。

（3）下颌平面（*MP*或*MnPl*）

下颌平面有三种确定方法：通过颏下点（*Me*）与下颌角下缘相切的线；连接下颌角点（*Go*）与颏顶点（*Gn*）之间的线；切过下颌下缘最底部的切线。

（4）审美线（*E*线）

审美线是连接鼻尖与软组织颏前点（*Pos*）之间的线。

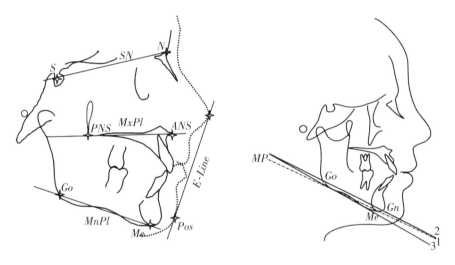

图2-18 X射线头影测量参考平面和线条

8.X线头影测量分析

角度和线距测量：一系列以度（°）为单位的角度测量值和为数不多的几条以毫米（mm）为单位的线距测量值，用其与正常参考值之间进行比较，在临床中过高或过低均被认为异常。X线头影测量分析中所测角度由两个平面相交而形成。X线头影测量分析可分为以下三部分：骨性关系、牙性关系和软组织关系。

（1）骨性关系

A.矢状关系

∠*SNA*为测量*SN*线和*NA*线的交界处的角度（图2-19），用以评估上颌骨相对于前颅底的前后向位置关系。其正常平均值为83°±4°（正常或正颌后的上颌骨）。此角度过大，表示上颌前突；反之，则表示上颌后缩。

∠SNB 为 SN 线和 NB 线的交界处的角度（图 2-20），用以评估下颌骨相对于前颅底的前后向位置关系。其正常平均值为80°±4°（正常或正颌后的下颌骨）。当此角度过大，表示下颌前突；反之，则表示下颌后缩。

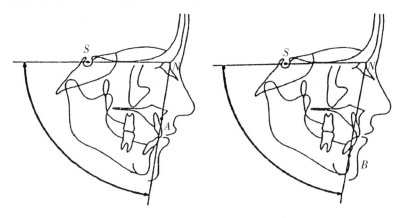

图 2-19　∠SNA 的测量　　　　　图 2-20　∠SNB 的测量

∠ANB 为∠SNA 和∠SNB 之间的差，表示下颌骨相对于上颌骨前后向之间骨骼差异的量（图 2-21）。其正常平均值为3°±2°（骨性 I 类）。该角度过大表示骨性 II 类关系，若其低于1°则表示骨性 III 类关系。

Wits 值由 Jacobson 于1975年提出，主要测量上、下颌骨基骨之间前后向的位置关系，是对∠ANB 的补充测量。这是因为有时∠ANB 受前颅底过长或过短造成的鼻根点前移或后移的影响而不能确切地反映出上、下颌骨基骨间的相互关系。Wits 值分析测量方法（图 2-22）是分别从 A 点、B 点向功能性𬌗平面做垂线，垂足分别为 AO 点、BO 点，两垂足之间的距离为 Wits 值，AO 点在前为正值，BO 点在前为负值。值过大，表示上颌前突，下颌后缩，反之则表示上颌后缩，下颌前突。

上颌长度（ANS-PNS）为前鼻棘点（ANS）与后鼻棘点（PNS）之间的距离（图 2-23）。

下颌长度（Co-Pog）为髁突点（Co）与颏前点（Pog）之间的距离（图 2-23）。

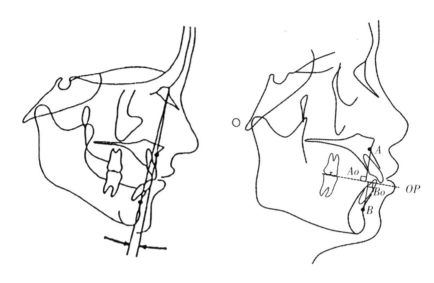

图2-21　∠*ANB* 的测量　　　　　图2-22　*Wits* 值的测量

　　Pog-Np 为颏前点（*Pog*）到 *Np* 线（过 *N* 点做 *FH* 平面的垂线）的距离（图2-24），正常值为-8～-6 mm（替牙期），-2～4 mm（恒牙期）。

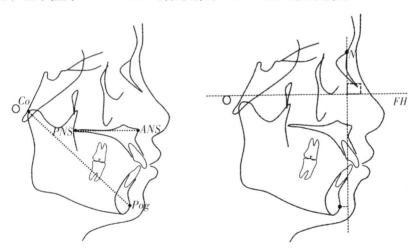

图2-23　上颌及下颌长度的测量　　　　　图2-24　*Pog-Np* 的测量

B.垂直关系

　　∠*SN-MP* 为 *SN* 平面与下颌平面（*MP*）的夹角（图2-25）。该角度表示下颌骨相对于前颅底的倾斜度。其正常平均值为33°±4°（正常下颌倾斜度），该值过大，表示下颌骨向后倾斜（顺时针旋转）；反之，表示下颌骨向前倾斜（逆时针旋转）。

∠PP-MP 为上颌平面（PP）与下颌平面（MP）的夹角（图 2-26）。该角度表示下颌骨与上颌骨的相对倾斜（旋转）位置关系。其正常平均值为 21°±4°（正常基骨之间的角度）。该角过大，表示骨性开𬌗；反之，表示骨性深覆𬌗。

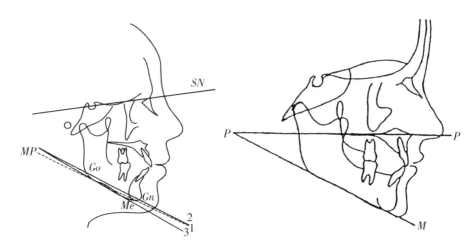

图 2-25　∠SN-MP 的测量　　　　　　　　　图 2-26　∠PP-MP 的测量

FP 为面部比例，测量下面高度（LFH）与总前面部高度（TFH）之比，计算公式为：

$$FP = \frac{LFH}{TFH} \times 100\% \quad TFH = LFH + UFH$$

其中，LFH 为颏下点（Me）与前鼻棘点（ANS）间的垂直距离（图 2-27）；UFH 为鼻根点（N）与颏下点（Me）间的垂直距离（图 2-27）。正常面部 FP 平均为 55%~58%（正常下面高）。该值过大，表示下面高增大；反之，下面高减小。

S-Go/N-Me（%）为后前面高比，测量后面高（蝶鞍点至下颌角点的垂直距离）与总前面部高度之比（图 2-27）；平均生长型的患者，其比值在 62%~65%，该比值低于 62% 为垂直生长型趋势，高于 65% 则为水平生长型趋势。

∠OP-SN 为𬌗平面与 SN 平面之间的交角（图 2-28），该角表示𬌗平面的倾斜度，正常平均值为 22.0°±4.0°（替牙期），19.0°±4.0°（恒牙期）。

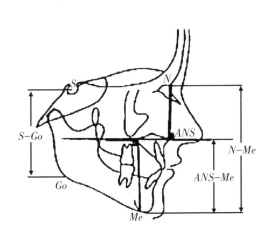

图2-27 后前面高比的测量

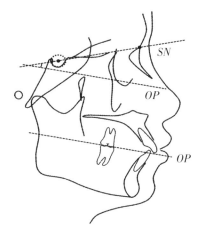

图2-28 ∠OP-SN 的测量

（2）牙性关系

∠U1-SN 为上颌中切牙牙体长轴与前颅底平面所成的角（图2-29），表示最突出的上颌中切牙的前后倾斜角。其正常平均值为105.7°±6.3°（上颌牙正常倾斜角）。该值过大，表示上颌中切牙前倾（唇倾）；反之，表示上颌中切牙后倾（舌倾）。

U1-NA 为上颌中切牙切缘最突点到NA的垂直距离（图2-30），其值以毫米为单位。其正常平均值为5.1±2.4 mm（正常上颌中切牙位置）。该值过大，表示上颌中切牙前突（唇倾）：反之，表示上颌中切牙后缩（舌倾）。

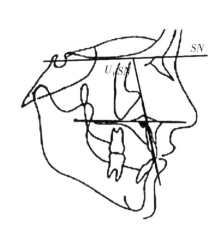

图2-29 ∠U1-SN 的测量

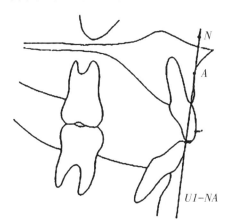

图2-30 U1-NA 的测量

∠*L1-MP* 为下颌中切牙牙体长轴与下颌平面所成的角（图2-31），表示最突出的下颌中切牙的前后向倾斜角。其正常平均值为93.9°±6.2°（下颌牙正常倾斜角）。该值过大，表示下颌中切牙前倾（唇倾）；反之，表示下颌中切牙后倾（舌倾）。

L1-NB 为下颌中切牙切缘最突点到NB的垂直距离（图2-32），其值以毫米为单位。其正常平均值为6.7±2.1 mm（正常下颌中切牙位置）。该值过大，表示下颌中切牙前突（唇倾）；反之，表示下颌中切牙后缩（舌倾）。

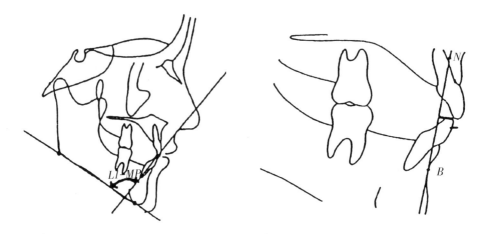

图2-31　∠*L1-MP* 的测量　　　　　　　　　　图2-32　*L1-NB* 的测量

∠*U1-L1* 为上下颌最突出中切牙牙体长轴所形成的夹角（图2-33）。其正常平均值为125.4°±7.9°（上下颌中切牙正常唇倾度）。该值过大，表示上下颌中切牙后倾（舌倾）；反之，表示上下颌中切牙前倾（唇倾）。

U1-PP 为上颌中切牙的高度，即上中切牙切缘到腭平面的距离（图2-34）。

U6-PP 为上颌第一磨牙的高度，即上颌第一磨牙咬合中点到腭平面的距离（图2-34）。

L1-MP 为下颌中切牙的高度，即下中切牙切缘到下颌平面的距离（图2-34）。

L6-MP 为下颌第一磨牙的高度，即下颌第一磨牙咬合中点到下颌平面的距离（图2-34）。

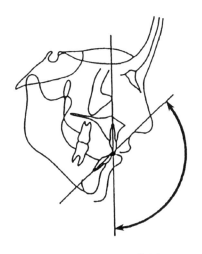
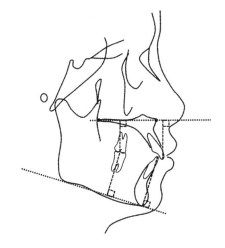

图2-33 ∠U1-L1的测量　　　　图2-34 *U1-PP、U6-PP、L1-MP、L6-MP*的测量

（3）软组织关系

∠*NLA*为鼻唇角，即鼻下点与鼻小柱点和鼻下点与上唇突点之间连线的夹角（图2-35）。其值为95°～100°，代表上唇与鼻底的相对位置关系，该角度既受鼻小柱倾斜度的影响，又受上唇位置的影响。

*UL-EL*为上唇缘最突点到审美平面（鼻尖点与软组织颏前点的连线）的线距（2-36）。其正常值为-4～-2 mm（正常上唇位于*EL*内侧）。该距过大，表示上唇过突；反之，表示上唇后缩。

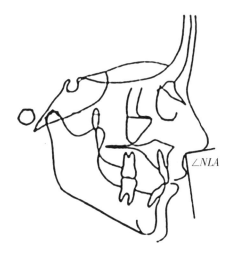
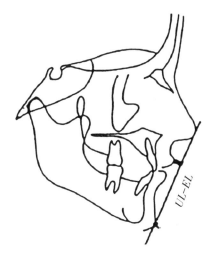

图2-35 ∠*NLA*的测量　　　　图2-36 *UL-EL*的测量

LL-EL 为下唇缘最突点到审美平面（鼻尖点与软组织颏前点的连线）的线距（图2-37）。其正常值为-2～0 mm（正常下唇位于 *EL* 内侧）。该距过大，表示下唇过突；反之，表示下唇后缩。

（4）气道分析

上气道宽度为从软腭的背侧轮廓最突点至咽后壁的最小间距（图2-38），正常值为17.4 mm（≥5 mm）。

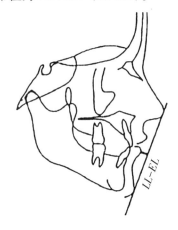

图2-37　*LL-EL* 的测量

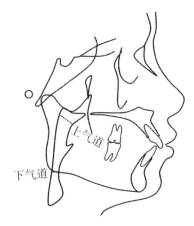

图2-38　上下气道宽度的测量

下气道宽度为舌后缘与下颌下缘交点至咽后壁的最小间距（图2-38），正常值为10～12 mm（≤15 mm）。

（5）颈椎骨龄分析

Baccetti 和 McNamara 等认为以 C2 椎体下缘凹陷作为 Cvs 1 和 Cvs 2 的分界不太清晰，建议将 Lamparski 等的6阶段颈椎骨龄分期法（Cvs 1-6）中的 Cvs 1 和 Cvs 2 合为一个阶段 Cvms 1，并集中观察第二、第三和第四颈椎，具体如下（图2-39）：

第1期（CS1）：第二、三、四颈椎体底部平坦，第三、四颈椎体由后向前呈梯形，下颌生长发育高峰期一般在此期后2年。生长潜力为80%～100%。

第2期（CS2）：第二颈椎体底部出现凹陷，第三、四颈椎体呈横向矩形，下颌生长发育高峰期在此期后1年。生长潜力为65%～85%。

第3期（CS3）：第二、三颈椎体底部出现凹陷，第三、四颈椎体呈横向矩形，下颌生长发育高峰期在此期。生长潜力为25%～65%。

第4期（CS4）：第二、三、四颈椎体底部仍存在凹陷，第三、四颈椎体为横向矩形，下颌生长发育高峰期在此期前1～2年。生长潜力为10%～25%。

第5期（CS5）：第二、三、四颈椎体底部均为凹陷，第三、四颈椎体至少有一个呈正方形，下颌生长发育高峰期至少在此期1年前结束。生长潜力为5%～10%。

第6期（CS6）：第二至四颈椎体下缘均为凹陷，第三、四颈椎体至少有一个呈纵向矩形，下颌生长发育高峰期至少在此期2年前结束。生长潜力为0%。

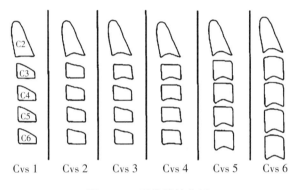

图2-39　颈椎骨龄分析

（6）X线头影测量解读

X线头影测量解读如表2-3所示。

表2-3　X线头影测量解读

测量项目	正常值	临床意义
$SNA(°)$	83°± 4°	>上颌前突 <上颌后缩
$SNB(°)$	80°± 4°	>下颌前突 <下颌后缩
$ANB(°)$	3°± 2°	>骨性Ⅱ类 <骨性Ⅲ类
$Wits(mm)$	−1.1±2	>骨性Ⅱ类 <骨性Ⅲ类
$ANS-Ptm(mm)$	49.9±2.1	上颌骨长度

续表2-3

测量项目	正常值	临床意义
Co-Po(mm)	106.7±2.9	下颌骨长度
Pog-Np(mm)	-2～4	>颏部前突 <颏部后缩
SN-MP(°)	33°±4°	>下颌平面陡,高角 <下颌平面平,低角
FH-MP(°)	28°±4°	>下颌平面陡,高角 <下颌平面平,低角
PP-MP(°)	21°±4°	>开𬌗倾向 <深覆𬌗倾向
S-Go/N-Me(%)	62%～65%	>65%水平生长型 62%～65%平均生长型 <62%垂直生长型
ANS-Me/N-Me(%)	55%～58%	>58%面下1/3发育过度 <55%面下1/3发育不足
OP-SN(°)	19°±4°	>𬌗平面倾斜度过大 <𬌗平面倾斜度过小
U1-L1(°)	125.4°±7.9°	>中切牙舌倾 <中切牙唇倾
U1-NA(°)	22.8°±5.7°	>上中切牙前突 <上中切牙后缩
U1-NA(mm)	5.1±2.4	>上中切牙前突 <上中切牙后缩
U1-SN(°)	105.7°±6.3°	>上中切牙唇倾 <上中切牙舌倾
L1-NB(°)	30.3°±5.8°	>下中切牙前突 <下中切牙后缩
L1-NB(mm)	6.7±2.1	>下中切牙前突 <下中切牙后缩
L1-MP(°)	93.9°±6.2°	>下中切牙唇倾 <下中切牙舌倾
U1-PP(mm)	男:28±3 女:28±2	>上前牙萌出过度 <上前牙萌出不足

续表 2-3

测量项目	正常值	临床意义
U6-PP(mm)	男：22±2 女：22±2	>上后牙萌出过度 <上后牙萌出不足
L1-MP(mm)	男：42±3 女：40±2	>下前牙萌出过度 <下前牙萌出不足
L6-MP(mm)	男：35±3 女：33±2	>下后牙萌出过度 <下后牙萌出不足
UL-EL(mm)	-2±2	>上唇前突 <上唇后缩
LL-EL(mm)	0±2	>下唇前突 <下唇后缩
上气道(mm)	17.4 mm(≥5 mm)	小于 5 mm，上气道狭窄
下气道(mm)	10～12 mm(≤15 mm)	小于 10 mm，下气道狭窄
骨龄判断		

9.完成测量分析表

请对以下头颅侧位片（图 2-40）进行描记并完成表 2-4 的填写。

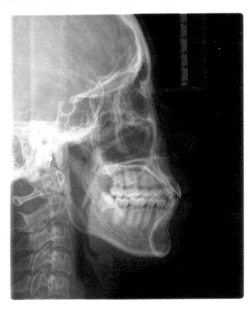

图 2-40　头颅侧位片

表 2-4　X 线头影测量分析表

你的名字:＿＿＿＿＿＿＿＿＿　　　被测者名字:＿＿＿＿＿＿＿＿＿

	项目	替牙期	恒牙期	前	中	后
	$SNA(°)$	82.3±3.5	82.8±4.0			
	$SNB(°)$	77.6±2.9	80.1±3.9			
颌骨	$ANB(°)$	4.7±1.4	2.7±2.0			
矢状向	$Wits$ 值(mm)	−1.4±2.6	−0.8±2.8			
关系	$Pog-Np$(mm)	−8～−6	−2～4			
	$ANS-Pt$(m)	男:47.2±2.2 女:55.0±1.5	男:52.1±2.8 女:49.9±2.1			
	$GoGn-SN(°)$	35.8±5.6	32.5±5.2			
	$MP-SN(°)$	35.8±3.6	32.5±5.2			
	$FH-MP(°)$	31.8±4.4	31.1±5.6			
颌骨	$S-Go/N-Me$(％)	62－65	62－65			
垂直向	$ANS-Me/N-Me$(％)	男:55.4±1.3 女:55.0±1.5	男:55.4±2.3 女:55.0±2.5			
关系	$OP-SN(°)$	21±3.6	16.1±5.0			
	$U1-L1(°)$	122.0±6.0	125.4±7.9			
	$U1-NA(°)$	22.4±5.2	22.8±5.7			
	$U1-NA$(mm)	3.1±1.6	5.1±2.4			
	$U1-SN(°)$	104.8±5.3	105.7±6.3			
	$L1-NB(°)$	32.7±5.0	30.3±5.8			
	$L1-NB$(mm)	6.0±1.5	6.7±2.1			
牙性	$L1-MP(°)$	94.7±5.2	92.6±7.0			
关系	$U1-PP$(mm)	男:27±2 女:26±2	男:28±3 女:28±2			
	$U6-PP$(mm)	19±2	22±2			
	$L1-MP$(mm)	38±2	男:42±3 女:40±2			
	$L6-MP$(mm)	男:31±2 女:30±2	男:35±3 女:33±2			
软组织	$UL-E_{line}$(mm)		−2±2			
测量	$LL-E_{line}$(mm)		0±2			
气道	上气道(mm)	17.4(≥5 mm)				
	下气道(mm)	10～12(≤15 mm)				

骨龄判断:CS　期

（二）治疗目标的X线头影测量——Andrews口颌面部协调六要素

2000 年，Andrews 提出了口颌面协调六个要素（six elements of orofacial harmony），使用X线头影测量外部标志点、面、角来达到诊断和确定治疗计划的目的。使用面部外标记点作为标志点来诊断以达到口颌面部协调关系，这种协调关系对每个患者都是独一无二的，因而可以获得美学上的最佳治疗结果，并有利于保持口颌系统的长期健康及稳定性。该六个要素涉及牙弓、颌骨、颏部以及咬合。

1.要素 I——牙弓形态和长度

牙弓形态和长度如图2-41所示。

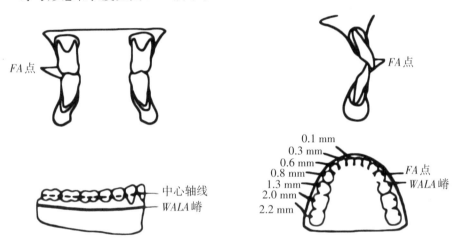

图2-41　牙弓形态和长度

（1）矢状截面观

所有牙长轴的根部位于基骨中央，牙冠有适当倾斜度，以达到良好咬合关系。

（2）颊面观

中心轴线（指通过所有牙FA点，即临床冠中心点的一条假想线，代表了牙弓的形态），深度为0~2.5 mm；

（3）𬌗面观

下颌中心轴线与WALA嵴（指紧贴下颌膜龈联合稍上方的软组织带，基本在牙齿旋转中心水平面上）有近似的特定距离，中切牙为0.1 mm，侧切牙为0.3 mm，尖牙为0.6 mm，第一前磨牙为0.8 mm，第二前磨牙为1.3 mm，第一磨牙为2.0 mm，第二磨牙为2.2 mm。以下牙弓为基准，上牙弓与之匹配。

（4）牙弓长度

中心轴线长度与牙弓内所有牙齿近远中直径之和一致。

2.要素Ⅱ——颌骨前后向位置关系

颌骨前后向位置关系如图2-42所示。

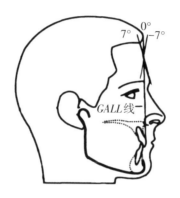

图2-42　颌骨前后向位置关系

在上下牙弓满足要素Ⅰ的前提下，上颌中切牙FA点落在GALL线（指一条与头部冠状面平行且代表了上颌理想前界的线，当前额倾斜度≤7°时，此线通过前额临床中心点；当前额倾斜度>7°时，此线位于前额临床中心点前方，每增大1°，此线越靠前0.6 mm，但最前不超过眉间点）上，下颌切牙与上颌切牙形成良好的咬合接触关系。

3.要素Ⅲ——颌骨水平向位置关系

颌骨水平向位置关系如图2-43所示。

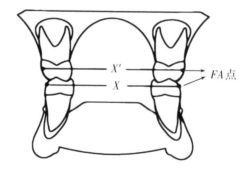

图2-43　颌骨水平向位置关系

在上下牙弓满足要素Ⅰ的前提下，上颌基骨宽度与下颌相协调。以下颌第一磨牙FA点之间的距离作为下颌基骨宽度，上颌比下颌宽2～4 mm。

4.要素Ⅳ——颌骨垂直向位置关系

颌骨垂直向位置关系如图2-44所示。

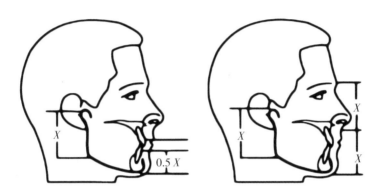

图2-44　颌骨垂直向位置关系

（1）上颌前部

上中切牙FA点与下颌姿势位时的上唇下缘在同一水平面上。

（2）下颌前部

在下颌牙满足要素Ⅰ的前提下，下中切牙FA点与硬组织颏下点间距离近似为0.5X（X为眉间点和鼻下点距离）。

（3）上颌后部

在下颌闭合状态下，无后牙开殆时，鼻下点与软组织颏下点的距离近似于眉间点到鼻下点或外耳道与软组织下颌角点的距离。

（4）下颌后部

下颌升支高度即髁突上界与硬组织下颌角点的距离。

5.要素Ⅴ——颏部突度

颏部突度如图2-45所示。

颏隆突点落在Will平面上，即下切牙满足要素Ⅰ的前提下，过下切牙FA点，垂直于功能殆平面的面。

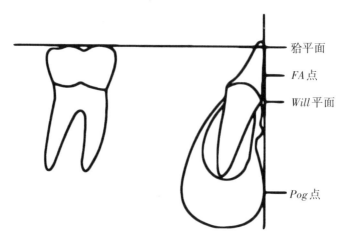

图2-45 颏部突度

6.要素Ⅵ——咬合关系

哈合关系是指在上下牙列满足理想哈的六个关键，即磨牙关系正常、合适的冠倾斜度、合适的冠转矩、曲线较平直、牙列间无旋转和牙列间无间隙。

【实验报告与评定】

（1）在TYPODONT模型上识别Angle错哈分类法及毛燮均错哈分类法，并完成模型测量（评定学生表2-2完成情况）。

（2）评定学生X线头影侧位片描记图及测量结果（表2-4完成情况）。

（郑艳）

实验三

殆、殆架、颌位转移、殆位记录

【目的和要求】

（1）了解正畸相关的殆与殆架。

（2）了解颌位转移、殆位记录的方式方法。

（3）了解TYPODONT殆架使用注意事项。

【实验内容】

（1）了解颌位转移、掌握殆位记录的基本方式方法。

（2）学生完成将金属牙植入蜡殆堤并上殆架记录殆位的操作。

【实验用品】

蜡殆堤、金属牙、简单殆架、铅笔、滑动式面弓、殆叉、红蜡片、酒精灯、蜡刀、调塑刀等。

【方法与步骤】

一、殆

殆（occlusion）是指上、下牙列间的接触关系，也称为咬合（articulation）。牙尖交错殆（intercuspal occlusion，ICO）指上、下颌牙达到其最广泛、最紧密接触时的殆关系，亦称为正中殆（centric occlusion，CO），是大部分下颌运动时的起始点或终止点，常被作为检查、评价咬合以及个体间进行咬合比较的基准，即静态咬合，意为在该下颌状态下，下颌相对于上颌的位置相对稳定，没有明显的滑动。与静态咬合相对应的是动态咬合，是指在各种咬合运动中，上、下牙之间的接触关系，例如前伸、后退及侧方运动中的咬合接触关系。

（一）牙尖交错𬌗的基本形态特征

1.牙的基本形态特征

与牙尖交错𬌗相关的牙齿基本特征主要是切牙的切缘、舌面、尖牙的牙尖及后牙的𬌗面。牙的形态与功能相适应，在咀嚼运动中，前牙的主要作用是切割食物，而后牙的主要作用是嚼碎食物，因此在形态上，前牙牙冠呈楔形，有一个切缘（切牙）或牙尖（尖牙），后牙牙冠则呈立方体形，有一个宽大的𬌗面，𬌗面由许多规则的尖、嵴、窝、沟等凸凹结构构成。

2.牙列的基本形态特征

牙并不是垂直地排列在牙槽骨中，而是按照一定的顺序、方向、牙长轴呈一定的倾斜角度排列成弓形，形成牙列，或称为牙弓。

（1）牙的近远中向倾斜排列规律

牙的近远中向倾斜排列规律如图3-1所示。

从牙弓的唇侧或颊侧方向观察，前、后牙具有不同的倾斜表现，这种倾斜称为近远中向倾斜。一般以牙冠的倾斜方向来表示牙长轴近远中倾斜情况，以牙长轴与垂线冠方交角的大小表示牙近远中倾斜程度的大小。正常情况下，上颌中切牙较正或稍向近中倾斜，上颌侧切牙是上前牙中向近中倾斜程度最大者，上颌尖牙近中倾斜程度介于二者之间；下颌切牙和尖牙的近远中倾斜程度均较小；上、下颌前磨牙及第一磨牙在近远中方向上的倾斜度相对较小，牙长轴较正；上、下颌第二磨牙及第三磨牙向近中倾斜的程度依次增大。

（2）牙的唇（颊）舌向倾斜排列规律

从牙弓（断面）的近中或远中方向观察，前后牙亦有不同的倾斜表现，这种倾斜称为唇（颊）舌向倾斜。唇（颊）舌向倾斜度是指以牙冠方向表示的牙体长轴相对于水平面的倾斜角度。一般来说，上、下颌切牙均向唇侧倾斜，与颌骨前端牙槽突的倾斜方向一致，一般下颌切牙的倾斜度较上颌切牙小；上、下颌尖牙、上颌前磨牙以及上、下颌第一前磨牙相较正，下颌前磨牙略向舌侧倾斜；上颌第二磨牙及第三磨牙向颊侧倾斜，下颌第二磨牙及第三磨牙向舌侧倾斜。

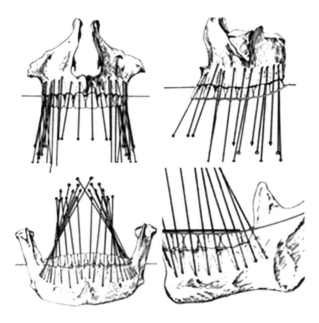

图3-1　牙的倾斜排列情况

（3）牙的垂直向排列规律

殆平面及其意义。排列在牙弓上的牙，不仅有近远中向及唇（颊）舌向的倾斜度，而且垂直向的高低程度也有所不同。为了方便描述上、下颌牙在垂直方向上的排列情况，首先需要假设一个参考平面，然后描述各牙相对于该参考平面的垂直向位置关系，该平面即殆平面。该平面是指上颌中切牙的近中邻接点与双侧第一磨牙的近中颊尖顶所构成的假想平面，与鼻翼耳屏线平行，基本上平分颌间距离，并与上唇缘有一定的位置关系。该平面可作为制作全口义齿殆堤和排列人工牙的依据，亦可作为TYPODONT模型上人工牙排列的参考。

各牙与以上颌牙列为基准的殆平面的位置关系为：上颌中切牙、尖牙、前磨牙颊尖、上颌第一磨牙的近颊尖、上颌第一磨牙的近舌尖和上颌第二磨牙的颊尖与该平面接触；上颌侧切牙与该平面不接触；上颌磨牙的其余牙尖距离该平面的距离从前向后依次增大。

殆曲线及其意义。从牙排列的垂直向位置关系特征可以看出，上、下颌牙列高低不一的牙尖排列成一定曲度，这一牙列殆面形态特征用殆曲线这一概念来进行描述。

纵𬌗曲线（sagital curve of occlusion）：分上颌纵𬌗曲线和下颌纵𬌗曲线。连接下颌切牙的切缘、尖牙的牙尖、前磨牙的颊尖以及磨牙的近远中颊尖的连线称为下牙列纵𬌗曲线。该曲线从前向后是一条凹向上的曲线，又称为司匹氏曲线（Spee's curve），其切牙段较平直，从尖牙向后经前磨牙至第一磨牙的远颊尖逐渐降低，然后第二磨牙、第三磨牙的颊尖又逐渐升高（图3-2）。与下颌纵𬌗曲线相对应的是连接上颌切牙的切缘、尖牙的牙尖、前磨牙的颊尖以及磨牙的近远中颊尖的上颌纵𬌗曲线。该曲线从前向后是一条凸向下的曲线，其切牙至第一磨牙近颊尖较平直，从第一磨牙的近颊尖至最后磨牙的远颊尖段则逐渐向上弯曲，此段曲线称为补偿曲线（图3-2）。锯齿状的牙尖、牙窝有序地连成一弧线，有效地增大了牙列𬌗面面积，提高了研磨食物的能力。

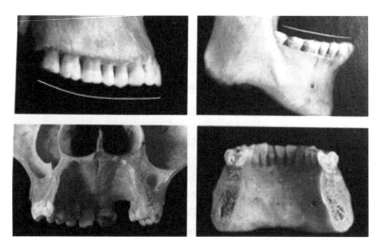

图3-2 补偿曲线、Spee曲线和上、下颌横𬌗曲线

横𬌗曲线（transverse curve of occlusion）：又称Wilson曲线（curve of Wilson）。在上颌，其磨牙向颊侧倾斜，使舌尖的位置低于颊尖。因此，连接双侧同名磨牙颊尖和舌尖，形成一条凸向下的曲线，即为上颌的横𬌗曲线（图3-2）。同样，连接下颌双侧同名牙颊尖及舌尖所形成的曲线，称为下颌的横𬌗曲线（图3-2）。由于下颌磨牙向舌侧倾斜，因此，颊尖比舌尖略高，下颌的横𬌗曲线凹向上，与上颌的横𬌗曲线相一致。但是，当下颌磨牙颊尖被磨耗后，由于下颌磨牙舌尖高而陡，下颌横𬌗曲线常常不再表现为凹向上，而是凸向上的曲线。

上、下颌牙列的殆曲线均彼此相似或吻合，使得上、下颌牙在咀嚼运动过程中保持密切的接触关系，并与下颌运动的方式相协调。同时，殆曲线与牙槽突的曲线形态一致，这对咬合咀嚼力的分散与传导、保护牙周组织健康均有十分重要的意义。

（4）牙列中牙的邻接关系

牙的邻面并不是平面，而是弧面。因此，排列在牙列中的牙是以弧面形式相互接触的，接触区域限于很小的范围内，一般将早期的接触区称为邻接点，随着年龄的增大、受力时间的延长，邻接部位可逐渐被磨耗，邻接点逐渐变为邻接小面。正常情况下邻接点的位置略偏唇（颊）侧，由于牙具有近远中向倾斜排列等特点，故远中邻接点较近中邻接点更偏龈侧。

正常的邻接关系不仅能使牙的排列连续、完整，咬合关系稳定，而且可以使牙列在行使功能时，各邻牙间互相支持、互相依靠，分散咀嚼时所产生的压力。

（二）殆的分类

殆的分类方法有许多，根据形态特征，可分为正常殆和错殆；根据功能特点，可分为生理殆和病理殆；而根据其是否有临床症状，可分为适应殆和不适应殆。

1.殆的形态分类

这种分类方法是根据牙尖交错殆的形态特征进行分类，正常殆是相对于错殆而言。狭义的错殆包括个别牙的错位、牙列异常、咬合关系异常等。广义的错殆还包含颅面关系不调引起的各种畸形。与广义的错殆对应的正常殆则是指没有相应错殆表现的咬合关系。

由于形态的正常或异常存在一定的主观性，因此，提出"个别正常殆"的概念，意为在某一个群体中相对正常的咬合。

2.殆的功能分类

形态正常的咬合，其功能不一定正常，而错殆的功能并不一定都异常，因此，需要从功能角度对殆进行分类。病理殆常常指那些具有病理性殆因素（咬合关系异常或殆干扰）的咬合，生理殆是相对于病理殆而提出的。

3.殆的临床分类

由于临床上常常发现许多具有病理性殆因素的个体并没有出现咀嚼系统功

能紊乱性疾病，因此，有必要就咬合的临床特点对其进行分类。

适应𬌗：功能正常的咬合，但可以有病理性𬌗因素存在，然而并没有表现出任何临床症状和体征。

不适应𬌗：不仅有病理性𬌗因素存在，而且机体不能适应，临床上表现出明显的功能紊乱症状或体征。

（三）𬌗的检查

咬合检查是口腔检查的重要组成部分，𬌗的检查包括临床检查和仪器检测。

1.检查项目

（1）𬌗型

𬌗型主要针对咬合的形态学特征进行，首先分为正常𬌗与错𬌗。如果是错𬌗，应记录错𬌗分类及错𬌗的临床表现，如：安氏分类情况，前牙𬌗型（深覆𬌗、深覆盖、对刃𬌗、反𬌗、开𬌗），后牙𬌗型（反𬌗、锁𬌗、对刃𬌗）等。

（2）𬌗的对称性

𬌗的对称性指左右侧咬合接触部位是否对称。

（3）缺牙情况

缺牙是指在牙列中某些牙齿缺少，使牙齿总数比正常应有的少。

（4）磨耗情况（Carlsson GE 分级法）

0度：釉质上没有可见的磨耗小面，𬌗面及切端形态完好。

1度：釉质上出现明显的磨耗小面。

2度：磨耗累及牙本质。

3度：牙本质暴露区超过 2 mm²，基本失去正常的𬌗面或切端形态，牙冠高度降低。

4度：继发性牙本质暴露。

（5）𬌗干扰

前伸𬌗干扰：指下颌前伸至对刃位时后牙有接触。

侧方𬌗干扰：指下颌向一侧运动至该侧（工作侧）后牙同名牙尖相对的位置（尖对尖咬合位）时，对侧（非工作侧）后牙有接触。

后退𬌗干扰：指下颌后退至后退接触位（RCP）时，仅存在一侧后牙有接触，或下颌从后退接触位（RCP）向牙尖交错位（ICP）滑动时，引起下颌不对称运动的咬合接触。

（6）殆接触部位

2.检查方法

临床检查方法主要包括问诊、咬合纸、咬合蜡、咬合线和研究模型等。仪器检测方法有 T-scan 咬合检测仪、咬合膜片检查、光咬合分析、计算机咬合印记图像分析、利用咬合音图仪以及某些辅助手段，如下颌运动轨迹描记仪和肌电图仪等。

二、殆架

殆架（articulator）是代表上颌体、下颌体和颞下颌关节的机械装置，通过把上、下颌模型固定在殆架上后，可以在体外模拟下颌运动。

根据设计原理、可调节性、对下颌运动的模拟程度等，殆架有多种分类。一般根据可调节性，殆架可分为简单殆架、半可调殆架、全可调殆架。

1.简单殆架

简单殆架又称为不可调殆架（nonadjustable articulator），根据构造的差异可分为单向运动式殆架和多向运动式殆架。

（1）单向运动式殆架

单向运动式殆架由代表上、下颌体的架环和一个铰链关节组成，能简单模拟下颌的开闭运动。由于其铰链轴的位置没有经过颌位转移，因此，单向运动式殆架的开闭弧与个体的铰链开闭弧并不等效，不能通过殆架的开闭调节垂直高度图（3-3）。

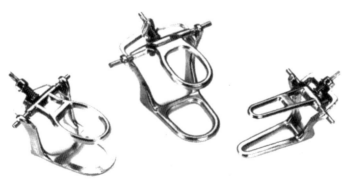

图3-3　单向运动式殆架

（2）多向运动式殆架

多向运动式殆架可分为固定髁导的多向式殆架和自由运动式殆架。

固定髁导的多向式殆架：又称为平均值殆架（average type articulator），按正常人的平均值设置固定的髁导和切导，可简单地模拟下颌的前伸和侧方运动。该殆架也未转移个体的铰链轴位置，且按平均值设定的髁导和切导与患者实际的髁道和切道间存在差异（图3-4）。

自由运动式殆架：上、下颌体的连接部位为弹簧结构，使上、下颌体可在弹性范围内自由活动。

2.半可调殆架

半可调殆架（semi-adjustable articulator）能重现个体的下颌正中关系位和铰链开闭口运动，也能近似地模拟个体的其他各种下颌运动（图3-5）。半可调殆架配合面弓，能将个体的铰链位置转移到殆架上，从而使牙列模型在殆架上的开闭弧与个体的铰链开闭弧一致。

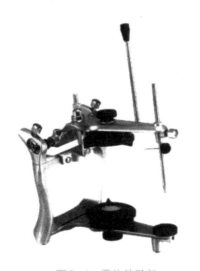

图3-4 平均值殆架

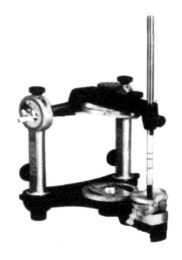

图3-5 半可调殆架

3.全可调殆架

全可调殆架能满足理想殆架的全部要求，即能准确稳定地重现下颌的正中关系位、能重现铰链轴与上颌（颅部）的空间关系、能重现下颌对上颌（颅部）的各种非正中颌位关系、能模拟个体的下颌运动特征等（图3-6）。

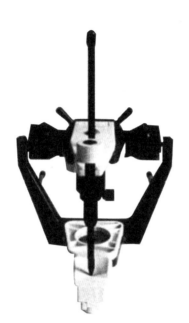

图3-6　全可调殆架

三、颌位转移

颌位转移操作方法请扫描二维码观看。

临床实践中，常需记录下颌骨相对于上颌骨或颅骨的位置关系，并通过体外机械装置模拟口颌系统的结构和功能运动，该过程称为颌位转移。正畸诊疗中的颌位转移可用于咬合分析、模型外科和确定颌位。

1.咬合分析

正畸治疗前、中、后，分析患者正中和非正中运动的咬合接触关系，确定可能的早接触点和咬合干扰点，辅助制定矫治计划和指导调殆。

2.模型外科

制作颌态诊断模型，帮助正畸医生全面分析患者的颅颌位置关系，正颌外科术前模拟骨块运动，确定颌骨的移动方向及移动距离，制作殆导板，为外科手术提供指导，同时预测术后的咬合状态，为术后正畸提供参考。

3.确定颌位

正畸治疗前，当患者存在明显的功能性错殆或伴有颞下颌关节紊乱病时，需要通过颌位转移，制作稳定咬合板，确定治疗性颌位。

4.转移𬌗关系及上𬌗架

取咬合蜡记录，转移𬌗关系，也称建立咬合。正畸矫治过程中，尤其是功能性矫治器的制作过程中使用较多，是正畸临床常用的基本操作。

所有的功能矫治器都要改变下颌的位置，使其与颅骨、上颌保持协调的相对位置关系，为建𬌗提供较好的神经-肌肉环境。临床中，需根据各种检查结果设计下颌的新位置，包括上下颌骨及牙弓的近远中关系、横向关系及垂直向关系，再采用口内取蜡𬌗记录的方法，确定并记录下颌位置，该过程即建立咬合，此时的𬌗关系称为构成𬌗。蜡𬌗将咬合关系转移至𬌗架，各种功能性矫治器将在这一新的位置关系上制作。正畸治疗过程中，下颌将保持在这一位置，并在该位置建立新的上下颌咬合关系。

不同的矫治装置建立咬合时，下颌各方向的移动量存在差异，但其原理和方法是相同的，均必须从矢状、垂直及横向三个方位设计下颌的位置。

（1）矢状方向

下颌在矢状方向上移动的目的是建立磨牙中性关系，因此，不同类型的错𬌗，下颌移动的方式不同。

Ⅱ类错𬌗：双侧下颌同时向前移动，一般最多可前移7～8 mm。

Ⅲ类错𬌗：双侧下颌尽可能向后移动至上下切牙对刃，一般最多可后移2 mm。

Ⅱ类或Ⅲ类错𬌗的亚类：单侧下颌向前或向后移动，另一侧保持原来位置。

利用功能性矫治器治疗时，下颌常取向前移动的位置。下颌前移的距离，部分功能矫治器是以使磨牙关系达到中性为参考，部分则以上下颌切牙达到对刃为准。一般来说，下颌前移的距离一次不宜超过8 mm，否则患者的口颌系统不易适应，且矫治装置在口内就位困难。临床中，如磨牙远中错𬌗伴严重深覆盖，下颌可分2～3次前移。带后牙𬌗垫的矫治器矫治前牙反𬌗时，下颌应尽量后退至切牙对刃，并在此位置制作矫治器。

（2）垂直方向

所有的功能矫治器在建立咬合时，均需垂直打开咬合。一般上下颌垂直打开的距离应超过息止𬌗间隙。咬合打开的量取决于下列因素：

错𬌗的类型：覆𬌗的深浅是垂直打开咬合的决定因素。覆𬌗越深，垂直打开咬合量越大。覆盖的大小也影响垂直咬合打开量。覆盖大，下颌前移量较多，垂直打开咬合量不宜过大；反之，覆盖小，下颌前移量较少，垂直打开咬合量应较大。

患者的生长发育阶段：年幼者垂直打开咬合量较年长者小。

功能矫治器的类型：不同的功能性矫治器，垂直打开咬合的量不同，从0到6 mm不等。

设计下颌前移和垂直打开的距离时，应遵循如下原则：下颌应至少在一个方向上（矢状或垂直）有足够的移位，以激活足够的口周肌肉活动，达到功能矫治的目的。

（3）中线关系

中线关系，即上下颌横向位置关系。临床建立咬合时，应使上下颌中线一致。若其不一致，首先应排除上颌因素。下颌原因所致中线偏斜，应先观察息止颌位时的中线关系，然后嘱患者缓慢咬合至习惯颌位，注意观察中线变化。建立咬合时，一般应参考息止颌位的中线关系。建立咬合过程中，在下颌前移（或后退）、垂直打开咬合的同时，应当使上下中线与息止颌位时的中线关系保持一致。

（4）方法步骤

将蜡片在酒精灯上烤软，卷成小指粗的蜡条，厚5～6 mm，宽7～8 mm，弯成与牙弓外形基本一致的马蹄形，且外侧平牙弓的唇颊面，远中末端位于最后一个磨牙的中份（图3-7）。

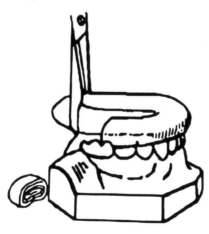

图3-7　蜡堤形状

　　嘱患者按之前训练的下颌位置慢慢咬合，以便观察下颌的位置，必要时医师用手轻推下颌，辅助确定下颌位置，在口内用𬌗蜡确定并记录这一位置（图3-8）。

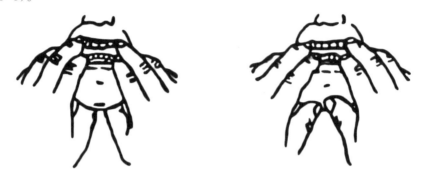

图3-8　口内取咬合记录的方法

　　将唇颊侧多余蜡去除，标出中线、尖牙关系及第一磨牙关系等解剖位置关系（图3-9）。

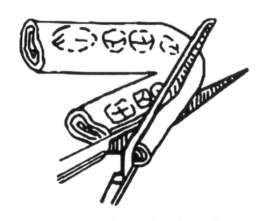

图3-9　去除𬌗蜡唇颊侧多余的蜡

　　𬌗蜡取咬合记录完成后，将其置于石膏模型上，检查𬌗蜡与上下牙列的接触情况，核对下颌前移的距离，确实切牙区及磨牙区垂直打开咬合的距离以及上下牙弓的中线关系。如果与设计的下颌位置有任何不同，均应重新取𬌗蜡记录以建立正确的咬合。

　　（5）上𬌗架

　　①选择简单𬌗架，调节好固定用的螺钉。

②用水浸湿上下颌石膏模型。

③调拌普通石膏。

④用调拌好的石膏将上下颌石膏模型按咬合蜡记录的殆关系分别固定于简单殆架的上下臂上。使模型位于殆架中央，确保固定针和钉接触良好。模型固定后，用雕刻刀去除边缘多余石膏，表面用水揩擦光滑（图3-10）。

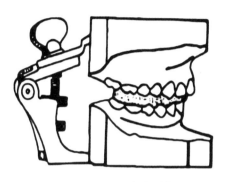

图3-10　一般上殆架

正畸临床中常用的功能矫治器多由自凝塑料涂塑制成，在多数情况下模型的放置方向与殆架方向一致。为了便于临床操作，利于舌侧涂塑，有时将模型的前部或侧面对着殆架的后部（图3-11）。

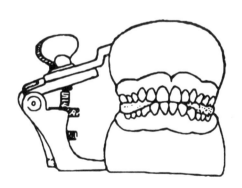

图3-11　特殊上殆架

【实验报告与评定】

评定学生完成错殆畸形TYPODONT模型。

（潘晓婧）

实验四

直丝弓矫治技术

【目的和要求】

(1) 掌握直丝弓矫治技术,直丝弓矫治技术托槽的黏结、矫治弓丝的弯制。

(2) 熟悉直丝弓托槽的分类、弓丝的性能。

(3) 了解正畸弓丝的临床选择。

【实验内容】

(1) 讲解直丝弓矫治技术、直丝弓托槽的分类、弓丝的性能。

(2) 示教在 TYPODONT 模型上黏结直丝弓托槽、弓丝的弯制和结扎。

(3) 实习在 TYPODONT 模型上黏结直丝弓托槽、弓丝的弯制和结扎。

【实验用品】

《口腔正畸 TYPODONT 实验教程(第二版)》,Angle 错𬌗畸形 TYPODONT 模型,直丝弓托槽,黏合剂,酸蚀剂,杯状橡皮轮,口腔用一次性器械盘,持托槽镊,红、蓝铅笔。

【方法与步骤】

一、直丝弓矫治技术

直丝弓矫治技术与以往方丝弓不同的是,直丝弓矫治技术根据不同牙齿的解剖位置，在托槽上预置了一定的角度，因而不需要像方丝弓矫治器那样在弓丝上弯制第一、第二、第三序列弯曲，一根具有牙弓基本形态的直弓丝放入托槽，就可以完成牙齿的唇舌向、近远中向、垂直向和控根移动，不仅缩短了正畸的时间跨度，还能更好地保证矫治效果。

（一）正常𬌗六项标准

1.咬合接触关系

咬合接触关系包括上颌第一恒磨牙近中颊尖咬合于下颌第一恒磨牙近中颊沟内；上颌第一恒磨牙远中颊尖的远中斜面咬合于下颌第二恒磨牙近中颊尖的近中斜面；上颌尖牙咬合于下颌尖牙和第一双尖牙之间；上切牙覆盖下切牙；上下牙弓中线一致。

2.牙近、远中倾斜（冠角，轴倾角）

牙齿临床冠长轴与𬌗平面垂线所组成的角为冠角或轴倾角，代表了牙齿的近、远中倾斜程度。临床冠长轴的龈端向远中倾斜时冠角为正值，向近中倾斜时冠角为负值。正常𬌗的牙冠都向远中倾斜，冠角为正值。

3.牙唇（颊）–舌向倾斜（冠倾斜、冠转矩）

牙齿临床冠长轴与𬌗平面垂线间的夹角称为牙冠倾斜或转矩，反映了牙齿的唇（颊）舌向倾斜度，不同牙齿有不同的冠转矩，上切牙向唇侧倾斜，转矩角为正，下切牙牙冠接近直立，从尖牙起，上、下后牙牙冠都向舌侧倾斜，转矩角为负，磨牙比双尖牙更明显，下颌较上颌为甚。

4.旋转

正常𬌗应当没有不适当的牙齿旋转。后牙旋转后占据较多的近远中间隙；前牙正好相反，占据较少的近远中间隙。

5.间隙

正常𬌗牙弓中相邻牙都保持相互接触，无牙间隙存在。

6.𬌗曲线

正常𬌗的纵𬌗曲线较为平直，或稍有Spee曲线，Spee曲线深度在0～2 mm。Spee曲线较深时，上颌牙可利用的𬌗面受限，上牙弓间隙不足以容纳上牙。整平较深的Spee曲线将使下牙弓的周径和弓长增加，使下牙弓的𬌗面能与上牙弓建立良好的𬌗接触。颠倒的Spee曲线为上颌牙齿提供的𬌗面过大，上牙的间隙过多。

（二）直丝弓矫治器设计原理

1.消除第一序列弯曲

消除第一序列弯曲是通过调整托槽基底部厚度来完成的。正常牙齿在牙弓中的唇（颊）-舌位置有所差别，若以牙齿唇（颊）面的最突点至牙齿外展隙连线的距离代表牙冠突度（图4-1），各个牙齿的冠突度都不相同，这种差别在上牙弓更明显。标准方丝弓矫治器需要在弓丝上弯制第一序列弯曲使牙齿到位并保持在这一位置，直丝弓矫治器通过调节托槽底的厚度（图4-2），自动完成牙齿的唇（颊）-舌向移动，并保持在该正确位置。

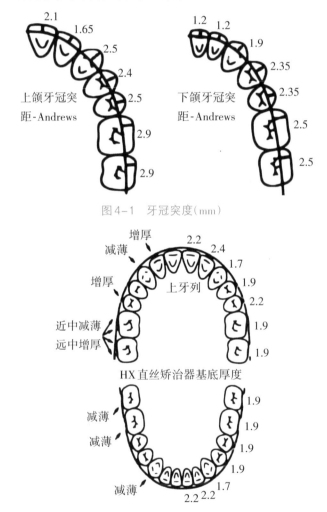

图4-1　牙冠突度（mm）

图4-2　直丝弓矫治器基底厚度（mm）

2.消除第二序列弯曲

消除第二序列弯曲是使托槽槽沟近远中向位置与𬌗平面形成一定夹角（图4-3）。直丝弓矫治器的托槽，根据不同牙齿的位置，在槽沟上加入了不同的近远中倾斜角度，这种倾斜都是使牙齿向近中倾斜或使牙齿直立。注意此角度依据临床冠长轴确定，而不是牙体长轴。图4-3中的A图代表方丝弓托槽；B图代表直丝弓托槽。

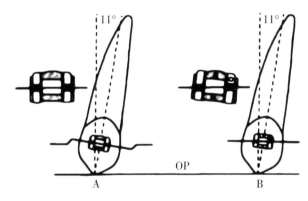

图4-3　消除第二序列弯曲

3.消除第三序列弯曲

消除第三序列弯曲是使托槽底部𬌗龈向基底厚度不同（图4-4）。方丝弓托槽基底𬌗龈向厚度相同，弓丝扭转才能使牙冠正常的倾斜。直丝弓托槽改变了其基底部𬌗龈向厚度，从而形成转矩，以消除方丝弓矫治器中弓丝的第三序列弯曲。图4-4中的A图代表方丝弓托槽；B图代表直丝弓托槽。

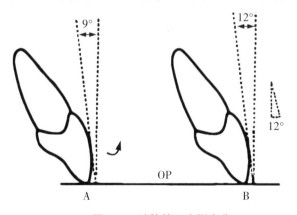

图4-4　消除第三序列弯曲

4.抗旋转与抗倾斜

增加拔牙间隙近中侧牙的托槽近中、拔牙间隙远中侧牙的托槽远中基底的厚度，在关闭拔牙间隙之前的排齐整平阶段对抗拔牙间隙近远中牙旋转，即对抗近中侧牙远中舌向、远中侧牙近中舌向扭转（图4-5）；增加尖牙的轴倾角，使牙冠更向近中倾斜（图4-6）

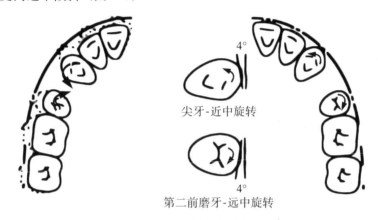

尖牙-近中旋转

第二前磨牙-远中旋转

图4-5　抗旋转设计

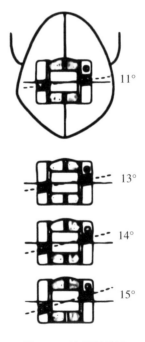

图4-6　抗倾斜设计

（三）直丝弓矫治技术的矫治过程

直丝弓矫治技术的矫治过程可人为地分为以下三个治疗阶段：

第一阶段：治疗早期，排齐牙列与整平牙弓；

第二阶段：治疗中期，也称为工作期，主要为关闭拔牙间隙（拔牙病例）或牙弓剩余间隙（非拔牙病例），矫治磨牙关系及上下颌牙列中线关系，建立正常的前牙覆𬌗覆盖；

第三阶段：治疗后期，进行牙齿位置和咬合关系的精细调整。

二、直丝弓托槽的分类与黏结

（一）直丝弓托槽的分类

1.托槽结构

托槽（bracket）是部分正畸矫治技术的重要组成部分，主要起"传力作用"。弓丝通过放入托槽槽沟施以各种类型的矫治力。托槽可由不同的材料组成，如不锈钢、生物陶瓷和复合树脂等。托槽的宽窄、形态设计也可变化。托槽的基本结构为：槽沟、托槽翼和基底。

（1）槽沟（bracket slot）

临床常用托槽槽沟有两种类型，即槽沟宽 0.46 mm 和 0.56 mm 两种，以匹配相应规格的方形弓丝。

（2）托槽翼（bracket wing）

托槽翼便于结扎固定弓丝，可附拉钩供牵引用。托槽翼形态可分为：单翼托槽、双翼托槽和三翼托槽。托槽越宽，方丝弓对牙冠转矩和牙根控根移动的控制能力越强，且有利于牙齿旋转的改进。窄托槽增大了托槽间弓丝的跨距（span），即增大了矫治系统的弹性，有利于传递轻力和牙列拥挤的排齐。直丝弓矫治技术常选用双翼托槽，其托槽宽度约为相应牙冠宽度的一半。

（3）基底（bracket base）

托槽基底的不同形态设计主要是为了加强其与牙面的黏结力。托槽基底形态与各个牙的唇颊面形态相适应，基底可具有金属网格或蚀刻的底板形态。

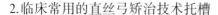

2.临床常用的直丝弓矫治技术托槽

（1）不锈钢托槽

临床中常用的不锈钢托槽有传统的不锈钢托槽和不锈钢自锁托槽。本实验中所使用的不锈钢托槽即为传统的直丝弓托槽。

1997年，McLaughlin、Bennett和Trevisit根据自己多年使用直丝弓矫治器的经验，特别是根据其提出的滑动法关闭拔牙间隙的需要，提出了MBT直丝弓矫治器。MBT直丝弓矫治器不仅对Roth直丝弓矫治器的设置进行了部分改良，还在此基础上提出了一些现代矫治理念，如采用持续性轻力、尖牙向后结扎、弓丝末端回弯、滑动法关闭拔牙间隙等，进一步减少临床医生对弓丝的弯制，提高矫治效率和质量（表4-1）。

表4-1　MBT直丝弓矫治器托槽基底厚度、轴倾角、转矩角设置

	托槽基底厚度(mm)	轴倾角(°)	转矩角(°)
U1	0.7	4	17
U2	1.3	8	10
U3	0.7	8	−7
U4	0.7	0	−7
U5	0.7	0	−7
U6	0.3	0	−14
U7	0.3	0	−14
L1	1.3	0	−6
L2	1.3	0	−6
L3	0.7	3	−6
L4	0.4	2	−17
L5	0.4	2	−22
L6	0.4	0	−20
L7	0.4	0	−10

不锈钢自锁托槽：关于自锁矫治托槽，有主动（active）与被动（passive）两种类型（图4-7）。主动型在使用细丝时锁帽对弓丝滑动无影响，而在使用

0.018英寸×0.018英寸、0.016英寸×0.022英寸以上方形弓丝后，方丝外侧面与
弹性锁夹内侧面产生弹性接触，从而锁夹对弓丝产生主动的压力，如Activa
（图4-8）、Smart-Clip（图4-9）、Quick（图4-10）等系统托槽。被动型锁帽为
坚硬的硬夹，弓丝与其接触不会引起硬夹变形，从而不会产生额外的摩擦力，
如Damon系统托槽（图4-11）。

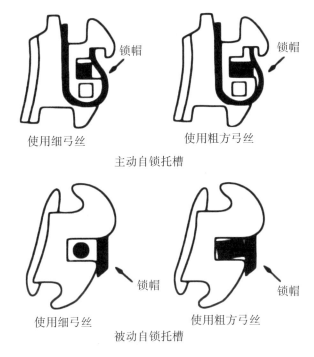

使用细弓丝　　　　　　　　　　使用粗方弓丝

主动自锁托槽

使用细弓丝　　　　　　　　　　使用粗方弓丝

被动自锁托槽

图4-7　不锈钢自锁托槽

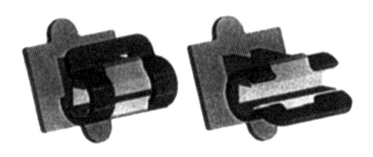

图4-8　Activa系统托槽

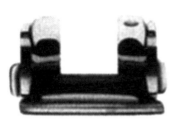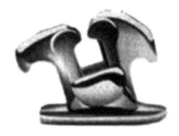

图4-9　Smart-Clip 系统托槽

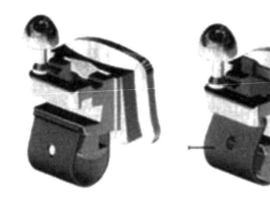

图4-10　Quick 系统托槽

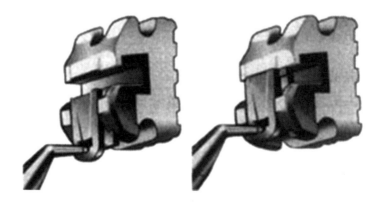

图4-11　Damon 系统托槽

<<<

（2）美观托槽

常见的美观托槽有树脂美观托槽、陶瓷美观托槽和树脂、陶瓷、玻璃纤维、金属等其中任意两种材料混合而成的混合体美观托槽。

树脂类托槽（resin bracket）：塑料托槽，早期由聚碳酸酯制作，近年来推荐用聚氨酯材料制作。树脂类托槽主要不足之处是其强度不足、结扎翼易磨损、弓丝加转矩时槽沟变形、弹性模量大、易疲劳、易褪色。

陶瓷类托槽（ceramics bracket）：正畸陶瓷托槽主要分为两类，一类是以三氧化二铝（Al_2O_3）为基质材料的托槽，另一类是以二氧化锆（ZrO_2）为基质材料的托槽（图4-12）。

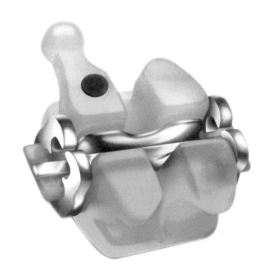

图4-12　陶瓷类托槽

单晶（MCA）与多晶（PCA）三氧化二铝陶瓷托槽：三氧化二铝陶瓷托槽的主要优点有外形好、强度高、抗腐蚀性强；其不足之处为可塑性差、制造困难、价格昂贵。将陶瓷托槽与不锈钢托槽的物理性状做比较可以发现，两种陶瓷托槽的硬度均较不锈钢托槽大，且单晶陶瓷不仅抗张强度大（即硬度大），而且其色泽透明，美观效果好。但陶瓷托槽的脆性大、易碎和抗折强度低是其主要不足（表4-2）。

表4-2　单晶与多晶陶瓷托槽与不锈钢托槽机械性能对比

性质	单晶陶瓷托槽	多晶陶瓷托槽	不锈钢托槽
硬度(Rockwell)	97.5	82.5	5～35
抗张强度(psi×1000)	260	55	30～40
抗折强度(MPa)	2～4.5	3～5	60～90

氧化锆陶瓷：氧化锆陶瓷不透明，但其与弓丝之间的摩擦力较氧化铝陶瓷小。

（3）树脂与其他材料的混合体托槽

陶瓷加强型、玻璃纤维加强型、金属加强型树脂托槽：陶瓷、玻璃纤维、金属均能加强树脂托槽对抗弓丝转矩的强度，改善树脂托槽对牙体转矩控制的稳定性。

半美观托槽：如Damon 3自锁托槽系统，托槽体部、底部为树脂，而槽沟和锁帽为金属-绝缘材料-金属（图4-13）。

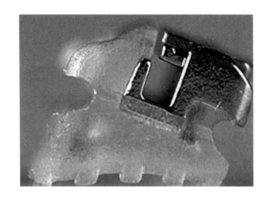

图4-13　半美观托槽

（二）托槽的黏结

托槽的黏结操作请扫描二维码观看。

1.清洁牙面

在准备黏着托槽的牙面上清除牙石及软垢后，以杯状橡皮轮用细浮石粉清洁牙面，用清水冲洗并吹干。

2.牙面酸蚀处理

用37%磷酸凝胶涂布待酸蚀牙面，酸蚀面积较相应托槽基底稍宽，酸蚀

60～90 s，用干净棉球去除酸蚀面剩余凝胶，再用清水冲洗牙面并吹干，此时酸蚀后的牙面失去光泽呈白垩状，准备黏结托槽。

3.托槽（bracket）的定位

（1）临床冠长轴

除了磨牙以外，临床冠长轴指的是牙冠唇颊面中发育嵴的最突部分；磨牙的临床冠长轴则是颊面的主垂直沟（图4-14）。

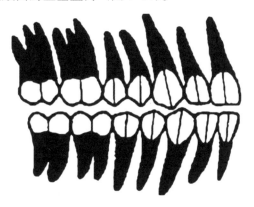

图4-14　临床冠长轴

（2）临床冠长轴的中点

临床冠长轴的中点也就是临床冠的中心（图4-15）。其为临床冠长轴与牙冠水平线的交点，即临床冠高度一半的距离。牙齿大小不同，其临床冠的高度也不同，但临床冠的中心却相对恒定，因此，临床冠中心被定为托槽在牙齿上的黏结位置。

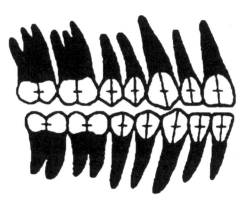

图4-15　临床冠长轴的中点

（3）托槽和颊面管在牙齿上的位置要求

托槽和颊面管在牙齿上的位置有四方面的要求：高度、倾斜度、近远中位置、弧度。

高度：临床冠高度的一半（表4-3）。

表4-3　MBT托槽定位表

	A	B	C	D	E
上颌	+1.0 mm	+0.5 mm	平均	−0.5 mm	−1.0 mm
U7	2.0	2.0	2.0	2.0	2.0
U6	4.0	3.5	3.0	2.5	2.0
U5	5.0	4.5	4.0	3.5	3.0
U4	5.5	5.0	4.5	4.0	3.5
U3	6.0	5.5	5.0	4.5	4.0
U2	5.5	5.0	4.5	4.0	3.5
U1	6.0	5.5	5.0	4.5	4.0
下颌	+1.0 mm	+0.5 mm	平均	−0.5 mm	−1.0 mm
L7	3.5	3.0	2.5	2.0	2.0
L6	3.5	3.0	2.5	2.0	2.0
L5	4.5	4.0	3.5	3.0	2.5
L4	5.0	4.5	4.0	3.5	3.0
L3	5.5	5.0	4.5	4.0	3.5
L2	5.0	4.5	4.0	3.5	3.0
L1	5.0	4.5	4.0	3.5	3.0

倾斜度：要求直丝弓托槽的垂直长轴（托槽上有一条垂直长轴线）与临床冠长轴应一致（图4-16）。

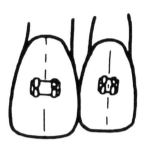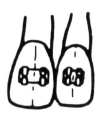

图4-16　托槽的垂直长轴应与临床冠长轴一致

近远中：托槽应居于临床冠近远中的中央（托槽中央垂直线应与临床冠长轴重叠）（图4-17）。

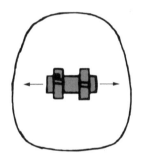

图4-17　托槽应位于临床冠唇（颊）面近远中的中央

弧度：托槽基底弧度应与牙冠唇（颊）面弧度一致，应使托槽基板与牙面间的黏合剂厚度一致（图4-18）。

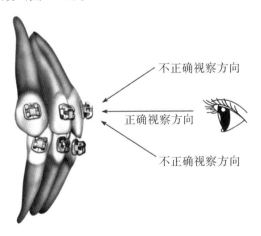

不正确视察方向

正确视察方向

不正确视察方向

图4-18　临床观察托槽黏结位置的视角

（三）常用托槽的黏结方法

1.直接黏结

将托槽单个分别地黏着在牙面上。黏结时将少量黏结剂置于托槽带有网格的组织面上，然后用镊子将托槽黏结于牙面已测定的正确位置上，并稍加以压力，在黏结剂未开始固化前，若托槽位置放置不当，可稍做调整，但一旦黏结剂开始固化后，则不能移动托槽的位置，否则会造成黏着失败，影响黏结效果。在黏结剂未完全固化前，用探针将托槽周围多余黏结剂去除，以免固化后不易清洁而影响牙周健康，有时还会导致托槽经受振动而脱落。黏结剂在 1～2 min 开始固化，3～5 min 固化完全，故托槽黏结操作时力求迅速准确。

2.间接黏结

间接黏结是预先在模型上完成托槽定位，再用硅橡胶或塑胶壳罩转移到患者口内牙上。间接黏结较直接黏结托槽定位更准确，简化了椅旁操作，但需技工室操作，较费时。

3.正畸临床常用黏结剂

正畸临床常用黏结剂有非调和型黏结剂（如 Unite Bonding Adhesive）、光固化复合树脂黏结剂（如 Transbond XT）、双糊剂化学固化复合树脂黏结剂（如京津釉质黏结剂，天津）、树脂增强型玻璃离子黏结剂（如 Fuji OrthoLC）等。

（1）非调和型黏结剂

非调和型黏结剂主要用于正畸治疗中正畸附件与牙面的黏结，如颊面管的正畸治疗过程中个别脱落托槽的再黏结，固化时间约 5 min，使用时须严格隔湿。

（2）光固化复合树脂黏结剂

光固化复合树脂黏结剂主要用于陶瓷、金属托槽与牙釉质的初次黏结。光固化时间为 40～60 s，临床使用时须严格隔湿。

（3）双糊剂化学固化复合树脂黏结剂

双糊剂化学固化复合树脂黏结剂主要以芳香族双甲基丙烯酸脂类树脂为原料，由液状质涂剂与黏结糊剂组成，常用于颊面管和托槽的再黏结。

（4）增强型玻璃离子

增强型玻璃离子是树脂强化自凝玻璃离子正畸黏结用水门汀，用于托槽、带环和其他固定装置的黏结。同所有的玻璃离子材料一样，它具有高度的化学黏附性、氟释放和生物相容性的特点。它可以与牙釉质、瓷以及金属相黏附。氟释放可以在治疗过程中对抗龋齿的形成以及脱矿作用。正畸黏结用水门汀对水分敏感性很低，甚至需要在潮湿的环境下应用。临床常用其黏结带环、缺隙保持器等。

三、弓丝的性能与弯制

（一）弓丝的性能及临床选择

随着口腔材料学的不断发展，正畸弓丝的种类越来越多。除了传统的不锈钢丝、钴铬镍合金丝外，20世纪70年代后出现了镍钛合金丝、形状记忆镍钛合金丝、β钛合金丝、离子导入镍钛合金丝等。近年来，为了美观，科学家又发明了非金属弓丝。

1.三点弯曲试验

正畸弓丝的力学性质需要用一些弯曲试验来反映，传统的悬臂梁试验并不适用于评价正畸弓丝。目前最常用的是改良后的三点弯曲试验，其模拟了正畸临床中的弓丝与托槽间的关系。这种小间距的弯曲试验很适合研究镍钛丝，因其较柔软。根据正畸弓丝的国际标准，三点弯曲试验的支点间距为10 mm，但是在许多实际研究中，也有人用到13 mm或更大的距离。

弓丝弯曲试验需要记录弓丝的形变量和加载应力的大小，分别用横坐标和纵坐标表示，他们所构成的图形称为应力-应变曲线。在该曲线上，可以观察到的指标有：加载和卸载力、屈服点、最大屈服力、最大弹性形变（工作范围）及弹性模量。对于镍钛丝，应力-应变曲线在加载和卸载时不相同，称为双模曲线。其中加载力对应正畸中的结扎力，卸载力对应矫治力。两者之间的差异称为滞后，较平直的部分称为平台期，平台期决定了弓丝的工作范围。正畸过程中，实际上利用的都是弓丝卸载的力量（图4-19）。

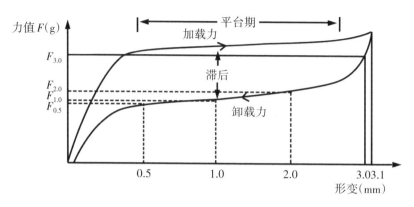

图 4-19　应力-应变曲线

2.评价弓丝各种性质的指标

评价弓丝性质的指标主要指弓丝的机械性能和生物学性能。机械性能是对弓丝力学作用的反映，包括弓丝的截面与尺寸、弓丝的弹性模量、形状记忆合金的相变温度、弓丝的处理、弓丝的摩擦力等。生物学性能则是指弓丝在腐蚀过程中所释放的离子对机体的影响。

（1）弓丝的横截面积

正畸弓丝根据截面形状可分为圆丝和方丝。弓丝的尺寸对圆丝而言是指截面的最大径，对方丝而言是指截面的长和宽，一般均用英制单位表示。一般来说，同一品牌的弓丝在相同的形变下，尺寸越大可产生更大的矫治力。

（2）弓丝的弹性模量及工作范围

弹性模量是指在无限受压的情况下，应力与相应应变之间的比值，也就是说，它反映物体在受力方向上的力学性质，是反映对弹性形变抵抗能力的物理量。多采用悬臂梁试验对其进行研究，记录弓丝从受力到屈服点之间的应力应变。临床中更关心弓丝达到最大屈服点之前的情况，这一段的弹性性能是产生矫治力的来源（图4-20）。

（3）弓丝的热处理

弓丝的热处理是一种退火的过程，其目的是消除残余应力，增加强度，稳定尺寸。临床中不锈钢丝、钴铬镍合金丝及部分镍钛丝可进行热处理。

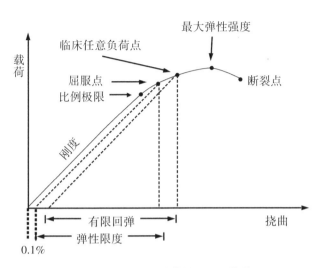

图4-20 弓丝的弹性模量及工作范围

（4）弓丝的形状记忆性与马氏体相变

形状记忆合金（shape memory alloys，SMA）是一种能够记忆原有形状的智能材料。当合金低于相变温度时，给其一有限度的塑性形变后，可通过加热使其恢复到变形前的原始形状，这一特殊的现象称为形状记忆效应（shape memory effect，SME）。而当合金在高于相变温度时，施以一有效应力使其受到有限度的塑性形变（非线性弹性变形）后，可利用直接释放应力的方式，使其恢复至变形前的原始状态，这种不通过加热即可使变形恢复到原来形状的相变，看起来像弹性变形，但与传统材料的弹性有本质不同，其应力-应变曲线是非线性的，如果应变部分恢复，称其为相变伪弹性或拟弹性（pseudo elasticity，PE），若其形变可完全恢复，则称为超弹性。

形状记忆合金之所以具有这种不可思议的记忆力，是因为这类合金具有马氏体相变（martensitic transformation）。凡是具有马氏体相变的合金，将其加热到相变温度时，就能从马氏体结构转变为奥氏体结构，完全恢复原来的形状。镍钛合金的低温相为马氏体，柔软且易变形，镍钛合金的高温相为奥氏体，比较硬。大部分用于正畸丝的记忆合金主要以镍钛为基质，某些金属元素与Ni、Ti结合也具有"形状记忆"功能，如铜基形状记忆合金（Cu-Zn-Al、Cu-Al-Ni），铁基形状记忆合金。

（5）弓丝的相变温度

引发马氏体开始相变的温度称为相变温度，相变温度不是一个点，而是一个区间，称为相变温度范围（transformation temperature range，TTR）。马氏体与奥氏体之间的相变，是形状记忆合金的重要特征。奥氏体是相对规则的晶相结构，马氏体的金属相对无序，引发两种晶相结构之间相互转化的因素为应力或温度，从马氏体转化成奥氏体时的应力或者温度与从奥氏体转化成马氏体时并不相同，应力或温度之间的这种差异称为滞后。一般临床利用镍钛丝记忆效应时，都需要在口腔温度下完成向奥氏体的转变。镍钛丝的相变温度可以有多种不同的设计，以 Ormco 为例，其相变温度有 17 ℃、22 ℃、35 ℃和 40 ℃，临床上称其为热激活型镍钛丝，这种弓丝在低温下柔软，有利于临床操作，温度升高时，恢复原有形状，应力增加，产生矫治力。

（6）弓丝的弯制性能

具有记忆特性的镍钛丝出厂时预制成了一定的形状，在低温下加载形变，一旦受热就会恢复到原来的形状。但形状记忆合金在加载过大应力和热处理这两种情况下，可以发生永久形变，在临床中这种特性常被利用（弓丝末端回弯、弯制摇椅曲等）。通过加载较大的力使镍钛合金丝产生永久性变形，需要的时间长，也比较费力。在加载外力的前提下，通过瞬间加热使镍钛丝重新定形的方法较前者相对简单、省时，更适合临床使用。

（7）弓丝的耐腐蚀性及生物相容性

所有合金均存在不同金属间电位差的问题，都有发生电化学腐蚀的可能。腐蚀过程中，金属离子会进入周围机体组织，影响相关细胞内的生物化学反应。同时腐蚀产物和腐蚀电流会刺激组织，影响机体的新陈代谢。若腐蚀产物中含有毒性离子，问题会更严重。决定金属材料生物相容性的两大因素为金属材料的抗腐蚀性和金属合金的元素组成。镍钛合金中，镍（Ni）元素具有一定的生物毒性，而且许多人对这种毒素过敏。因此，抗腐蚀性越好的弓丝，其生物毒性或引起过敏反应的可能性越小。

（8）弓丝的摩擦力

弓丝的摩擦力可因弓丝的性质和生产工艺的不同而表现出较大差异。一般来说，不锈钢丝具有相对最小的摩擦力，β钛合金丝和镍钛合金丝有相对较大的摩擦力。摩擦力是影响正畸临床治疗的重要因素，目前临床中期望使用摩擦力尽量小的弓丝。电化学抛光、表面镀层和机械抛光等表面处理工艺可用来降低材料的表面摩擦力。

3.弓丝的性能及临床选择

常用的正畸弓丝有不锈钢（stainless steel，SS）弓丝、钴铬镍合金（cobalt-chromium-nickel）弓丝、β钛合金（beta-titanium，β-Ti）弓丝和镍钛合金（Nickel-Titanium，NiTi）弓丝。此外，还有金合金丝，但其成本高昂，临床用量很少。

（1）不锈钢弓丝

不锈钢弓丝是正畸临床中使用最多的弓丝之一，其优点为：较好的弯制性能，耐腐蚀，具有一定的弹性和刚度，可焊接，与托槽槽沟之间的摩擦力较其他弓丝小，价格便宜。其不足之处在于刚度大，在移动牙齿后，其力值变化幅度大。临床常用18-8SS，即不锈钢弓丝材料中铬元素和镍元素分别约占18%和8%。其具有较大的弹性模量，强度大，常作为稳定弓丝使用。

（2）钴铬镍合金弓丝

钴铬镍合金弓丝是一种外观、性质和不锈钢弓丝非常相似的弓丝，但其组成与不锈钢丝有本质不同。其最大的优点是较不锈钢弓丝易于弯制成形而不易折断，临床上常用于弯制各种曲、弹簧。其与槽沟之间的摩擦力较不锈钢丝大。

（3）β钛合金弓丝

β钛合金弓丝也称为TMA，由77.8%的钛和11.3%的钼等元素组成。TMA大约只有不锈钢弓丝一半的弹性模量。TMA是一种介于不锈钢丝与镍钛合金丝性能之间的一种弓丝，能产生适中的矫治力，具有可弯制性，可以在一根弓丝上同时进行整平、旋转和关闭间隙等多种操作。TMA具有可焊接性，其可以与不锈钢、钴铬合金等多种材料进行焊接。因此，TMA适用于牙位精细调整的矫治结束前期，特别是转矩的控制。

（4）镍钛合金弓丝

镍钛丝一般总称为Nitinol，其组成中镍和钛元素的含量几乎是对半的。镍钛丝固有摩擦力较大，其最重要的力学特点为超弹性和形状记忆效应。正畸学科中，镍钛丝的发展可分为四个阶段：

第一代，称为Nitinol，不具有超弹性。其弹性模量较不锈钢丝低，其应力-

应变曲线接近直线。

第二代，称为中国镍钛，具有拟弹性。应力-应变曲线为非线性的双模曲线，其卸载的初始力的大小取决于加载的强度，加载力越大，卸载初始力也越大。因此，临床应用时，需注意加载幅度与卸载应力之间的关系，若牙齿移位较大，就不能选择一次性将弓丝入槽，否则会产生过大的矫治力。

第三代，以日本镍钛丝为代表，是真正的超弹性镍钛丝。在加载超过一定的形变后，应力并不随着形变的增加而增加，卸载时应力在另一平台上保持相对稳定，这种双平台、双模的应力-应变曲线称为超弹性效应。临床中应用这类镍钛丝时，仅需注意其卸载应力的大小，对于移位较重的牙齿，可以选择一次结扎入槽。

第四代，称为热激活镍钛，具有温度引导相变的性质，其应力-应变曲线与第三代镍钛丝相似，相变过程不仅受应力的影响，同时也受温度的影响。温度引导相变本是镍钛材料的固有属性，只是第四代以前的镍钛丝相变温度过高，不能满足临床需求。Ormco公司的热激活铜镍钛弓丝具有不同的相变温度，如27 ℃、35 ℃、40 ℃。不同的相变温度在口腔中产生的力学效果是不同的，如27 ℃相变的镍钛丝放入口腔内会产生相变，而且一直维持在相变后的状态，该作用类似于第三代镍钛丝。40 ℃相变的镍钛丝只有在口腔接触热水或过热食物时才发生相变，且是相对较短暂的作用，故其可对正畸治疗的牙齿产生间歇力。

临床中选择何种热激活镍钛丝，需根据具体情况而定。对中、重度拥挤的排齐，宜选用相变温度低于口腔温度的镍钛丝，利用其相变之前的柔软性使弓丝结扎入槽，而后在正常口腔温度下，产生持续的、合适的矫治力。对单个离牙弓较远、移位严重的牙齿，如阻生牙开窗术后的牙齿，宜选用相变温度高于口腔温度的镍钛丝，使其产生间歇力，有效保护牙根和牙周组织的健康。

（5）美学弓丝

与牙齿色泽相近的正畸弓丝出现已有数年，但在临床上仍然很少使用。最初的美学弓丝是在金属弓丝的表面喷涂一层塑胶，颜色与牙齿颜色相近，但力学性能很差，且色泽易褪变。1997年Kusy研制出了单向纤维加强型聚合体复合材料弓丝，由树脂和陶瓷组成。其色泽与牙齿颜色相当，弹性较好，弹性模量介于镍钛丝和TMA丝之间，但摩擦力较大。

由于此类弓丝其力学性能和生物相容性不足，大多仅适用于矫治初期，工作期仍然以镍钛丝和不锈钢丝为主。

（6）正畸弓丝的临床选择

正畸弓丝的临床选择如表4-4所示。

表4-4　正畸弓丝的临床选择

阶段	要求		选择弓丝
牙齿排齐阶段	细的、弹性好的、圆形、持续矫治力	首选	超弹性镍钛圆丝
		理想	热激活超弹性镍钛圆丝
		Damon 自锁	低弹性模量超弹性镍钛合金方丝
		过渡弓丝	超弹性镍钛方丝
关闭间隙、调整磨牙关系	粗的、刚度大的、矩形		不锈钢方丝
结束期	尺寸大、与槽沟之间余隙小	方丝弓矫治器	TMA
		直丝弓矫治器	超弹性镍钛方丝

4.弓丝弯制

托槽黏结完成，即可根据殆类型安放不同性质的弓丝。本次实验弯制上下颌标准弓各一个。弯制完成的标准弓要求曲线光滑，上下颌对比，下颌较上颌小1～2 mm。上下颌标准弓为移动牙齿的主弓丝，结扎于托槽上，是牙齿的主要力量来源，也决定了上下颌牙弓矫治后的形状。标准弓按形态可分为尖圆、卵圆和方圆三种类型（图4-21）。临床中弯制和选择标准弓形时，须参照个体模型及面型。

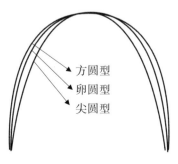

方圆型
卵圆型
尖圆型

图4-21　标准弓形的三种类型

（1）弯制方法

①转矩成形钳或细丝钳加持在距弓丝右侧2 cm处，钳喙部前1/3处夹紧，弓丝与钳喙垂直（图4-22），右手握钳放于右侧腰部。弓丝与地面约成45°角。左手食指放在距钳喙1 cm处。

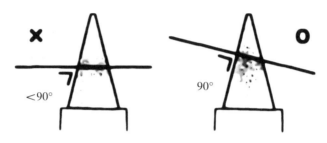

图4-22　夹持角度为90°

②左手食指沿弓丝上滑，上滑时不能让弓丝发生过大形变。

③用左手拇指配合示指滑动，压住弓丝使其变形90°～110°，沿弓丝方向滑动，逐步形成弓形（图4-23）。

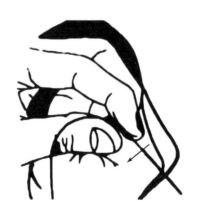

图4-23　弓形的形成

④控制力量大小，对比标准弓形图进行调整。

（2）临床常用弓丝的规格

临床常用弓丝的规格见表4-5。

表4-5 常用托槽及弓丝的规格种类

弓丝规格	托槽大小	
	0.018英寸×0.025英寸	0.022英寸×0.028英寸
圆丝	0.012英寸（0.30 mm） 0.014英寸（0.36 mm） 0.016英寸（0.41 mm） 0.0175英寸（0.45 mm） 0.018英寸（0.46 mm）	0.014英寸（0.36 mm） 0.016英寸（0.41 mm） 0.018英寸（0.46 mm） 0.0195英寸（0.50 mm） 0.020英寸（0.51 mm） 0.021英寸（0.53 mm） 0.022英寸（0.56 mm）
方丝	0.016英寸×0.016英寸 0.016英寸×0.022英寸 0.017英寸×0.022英寸 0.017英寸×0.025英寸 0.018英寸×0.022英寸 0.018英寸×0.025英寸	0.019英寸×0.026英寸 0.020英寸×0.026英寸 0.021英寸×0.025英寸 0.0215英寸×0.0275英寸 0.0215英寸×0.028英寸

（3）直丝弓矫治器矫治弓丝使用顺序

直丝弓矫治器矫治弓丝使用顺序为从软到硬、从细到粗、从圆到方（表4-6）。即：

①初始弓丝为0.014英寸或0.016英寸镍钛圆丝，更换至0.018英寸镍钛圆丝，排齐牙列。

②使用0.016英寸、0.018英寸的不锈钢丝，继续排齐并整平牙弓。

③用0.019英寸×0.025英寸镍钛方丝作为过渡弓丝。

④用0.019英寸×0.025英寸不锈钢方丝继续整平，打开咬合1～2个月，待牙弓完全排齐整平后，再转入关闭间隙阶段。

⑤关闭区使用0.018英寸×0.025英寸不锈钢丝，滑动法使用0.019英寸×0.025英寸不锈钢丝。

⑥治疗最后阶段使用0.020英寸×0.025英寸或0.021英寸×0.025英寸方丝，最终完成牙位的轴倾角、补偿角和转矩角调整，结束前使用不锈钢细圆丝至少6周，以使牙弓形态在唇（颊）舌肌的作用下做少量调整，并使个别牙在垂直方向上定位，咬合关系更密切。

正畸临床上并没有一套一成不变的、适用于所有病例的弓丝使用顺序，应根据具体情况具体分析。在治疗的不同阶段，弓丝的选择应考虑弓丝材料的三个基本性质：弓丝粗细、横截面形状（圆丝或方丝）以及弹性模量。

表4-6　弓丝使用的一般原则与附加弓丝选用(参考)

	尺寸(英寸)	弓丝材质	用途
一般原则	0.014	超弹性镍钛丝	排齐初期
	0.016	超弹性镍钛丝	排齐后期
	0.018×0.025	超弹性镍钛丝	排齐后期
	0.019×0.025	不锈钢丝	工作期
附加弓丝	0.012 或 0.013	超弹性镍钛丝	严重拥挤的排齐,牙周病病例的排齐
	0.018	超弹性镍钛丝	排齐后期
	0.019×0.025	摇椅形镍钛丝或不锈钢丝	改正严重深覆𬌗
	0.019×0.025	预成转矩镍钛丝	前牙转矩矫治
	0.019×0.025	TMA	局部转矩的调整
	0.021×0.025	TMA	局部转矩的调整

该表适用于多数牙列不齐的病例，较严重拥挤、Ⅱ类、Ⅲ类病例根据病情需要酌情选用附加弓丝。

（4）临床选择矫治弓丝的特点

①较多地使用高弹性弓丝，特别是超弹性镍钛合金弓丝。镍钛圆丝普遍地应用于治疗早期，镍钛方丝既可用于治疗早期，亦可以用于治疗后期。

②不锈钢圆丝和方丝仍广泛应用，其为工作期的主要弓丝。临床很少使用与托槽槽沟尺寸相同的不锈钢方丝（全尺寸弓丝）作为完成弓丝，若需使用，则用0.021英寸×0.025英寸β钛丝（TMA）或超弹性镍钛丝代替，以避免转矩力过大。

（二）弓丝结扎

本实验以0.20 mm的结扎丝将0.014英寸热激活镍钛圆丝结扎于托槽上。

正畸用各种弓丝对牙齿施力必须通过托槽的传递，因此，弓丝与托槽间的连接方法和拴扎固定的松、紧、疏、密对牙齿的移动也有很大影响。临床中常用的弓丝拴扎固定方法有以下几种。

1.结扎丝

（1）临床中常用的结扎丝

临床中常用的结扎丝由不锈钢细圆丝制成，包括三类：

①带牵引钩的结扎丝，直径为0.31 mm，与托槽结扎后，可利用其附钩做颌间牵引（图4-24）。

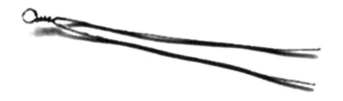

图4-24 带牵引钩的结扎丝

②普通结扎丝，直径为0.25 mm，用于尖牙向后结扎（图4-25）。

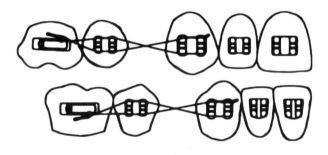

图4-25 普通结扎丝

③结扎丝，直径为0.20 mm，用于常规拴扎、"8"字连扎、牙间铰链式连扎、正畸加力等。

（2）结扎时需注意的要点

①扎丝收紧部位应位于弓丝上方或下方，避免留头处压埋时形成尖角，刺激唇颊黏膜。

②扎丝留头一般应短于4 mm，末端压向牙冠面，避免刺激唇、颊黏膜。

③结扎丝结扎松紧因牙而异，对起支抗作用的牙齿，应紧结扎，对正畸需

要移动的牙齿，则应松扎，对位置离牙弓较远的牙齿可悬吊结扎，从而将其逐渐纳入牙弓。

④多牙间"8"字连扎，可起到牙间调整加力的作用，而牙间铰链式连扎多用于稳定牙间关系。

2.橡皮圈

橡皮圈可节省弓丝扎入及取换时间，减少对黏膜的刺激，对扭转牙持续加力；上下交叉式拴扎可减小其与弓丝之间的摩擦力。橡皮圈主要不足之处在于其与弓丝之间的摩擦力较结扎丝大，易致菌斑附着，易受口腔温度变化影响等（图4-26）。

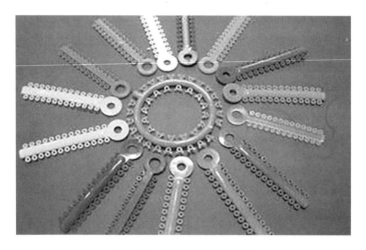

图4-26　正畸用结扎橡皮圈

橡皮圈枪式结扎法：先将橡皮圈套在枪的头部，然后张开，橡皮圈放入托槽正确位置后，头部缩小回弹，橡皮圈随即就位于托槽上（图4-27）。

3.橡皮链

橡皮链拴扎多用于偏离主弓丝距离较远的牙齿的牵引，如舌向错位牙，低位埋伏牙，也用于过度扭转牙的改正和前牙间隙的关闭等。通过拴扎的松紧可以调节加力的大小，适于合轻力的应用。

4.非结扎法

自锁式托槽的插销式、掀盖式和夹盖式等，不需要橡皮圈、橡皮链或结扎丝固定弓丝，有效减少了弓丝结扎和拆取的繁琐操作。但其对牙间牵引、严重错位牙和过度扭转牙的改正还有待进一步改进。

　　注：弓丝更换及结扎操作请扫描二维码观看。

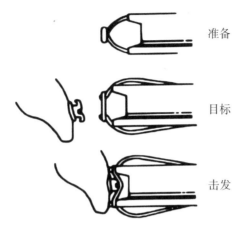

准备

目标

击发

图 4-27　橡皮圈枪式结扎法

【实验报告与评定】

评定学生在 TYPODONT 模型上黏结直丝弓托槽的黏结技术。

（冯玉霞）

实验五

排齐牙列与整平牙弓（一）

【目的和要求】

（1）掌握用MBT直丝弓矫治器排齐牙列与整平牙弓的方法。

（2）熟悉临床常用加强支抗的方法。

（3）了解正畸支抗的分类。

【实验内容】

（1）利用TYPODONT模型示教用MBT直丝弓矫治器排齐牙列与整平牙弓。

（2）在教师指导下，学生利用TYPODONT模型实习用MBT直丝弓矫治器排齐牙列与整平牙弓。

【实验用品】

《口腔正畸TYPODONT实验教程（第二版）》，Angle错𬌗畸形TYPODONT模型，0.014英寸、0.016英寸、0.018英寸镍钛圆丝，0.20 mm结扎丝，恒温水浴箱、持针器、金冠剪、末端切断钳、打火机等。

【方法和步骤】

一、排齐牙列与整平牙弓

排齐牙列与整平牙弓为MBT矫治技术的第一阶段，此期矫治目标为排齐牙列以及整平上下牙弓。

（一）尖牙向后结扎

尖牙向后结扎以防止排齐时前牙前倾和伸长、尖牙近中倾斜、保持现有的牙弓长度使之不再增加（图5-1）。用直径为0.25 mm的不锈钢结扎丝从牙弓最远中的磨牙颊面管至尖牙托槽之间进行"8"字形连续结扎，结扎力度应适宜（结扎时感到明显阻力后松解结扎丝半圈）。若结扎力量过大，尖牙远中移动较多，但极易发生磨牙近中移动，导致后牙支抗丧失。所有拔牙、非拔牙病例，只要不希望尖牙牙冠前倾，都应采用尖牙向后结扎，目的是减少尖牙牙冠因其轴倾角在排齐时对切牙的唇倾和伸长的副作用。

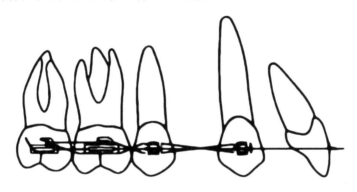

图5-1　尖牙向后结扎

（二）镍钛圆丝结扎于TYPODONT模型托槽上

将0.014英寸镍钛圆丝用0.20 mm结扎丝结扎于TYPODONT模型托槽上，适时将变松的结扎丝再次拧紧，或者重新更换结扎丝。在整个排齐整平阶段，不论弓丝更换与否，每次均须做上述处理，直至上下颌牙列完全排齐整平开始关闭拔牙间隙为止。

（三）弓丝末端回弯

将颊面管后方的末端弓丝紧贴颊面管向龈向弯折（图5-2）。镍钛弓丝末端要经过退火处理以便弯折。其目的并不是保持牙弓长度、防止前牙唇倾，而是回弯后弓丝末端不再刺激颊黏膜。当使用不锈钢圆丝排齐牙列时，可在磨牙颊面管近中弯制"Ω"曲（阻挡曲），然后用结扎丝将"Ω"曲与颊面管牵引钩结扎，称之为弓丝后结扎，可防止牙弓长度增加、前牙唇倾。

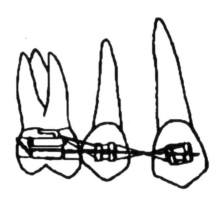

图5-2 弓丝末端回弯

（四）牙齿整齐

将TYPODONT模型放入45 ℃恒温水浴箱中，10 min后取出TYPODONT模型，室温下冷却，观察牙齿移动情况。而后再将其放入45 ℃恒温水浴箱中，重复上述过程，直至排齐。

二、正畸支抗

正畸治疗过程中，任何施于矫治牙使其移动的力必然同时产生一个方向相反、大小相同的力，能抵抗矫治反作用力的结构称为"支抗"。这些结构可以是牙、牙弓、口唇肌肉和颅面骨骼。临床上常常以颌内或对颌牙齿作为支抗，从而达到差异性牙齿移动。作为支抗的牙齿最好保持不动，不能受任何因需要移动的牙齿受到力的作用而连带产生的力和力矩作用。

支抗的概念在正畸学中相当于一颗牙或一组牙受力后产生的抵抗（或缺乏抵抗）。临床上，支抗控制是获得理想的后牙咬合关系和前牙覆𬌗覆盖的重点。

MBT直丝弓矫治器前牙托槽均有不同程度的牙冠近中倾斜的轴倾角，在牙列排齐整平阶段，前牙牙冠易近中移动，尽管尖牙向后结扎减小了切牙的唇倾，但却加重了磨牙的负担，易致后牙支抗丧失。因此，MBT直丝弓矫治器在矫治的初期就应对支抗进行充分的考虑。

（一）支抗的分类

1.依据拔牙后允许后牙前移量为度分类

支抗依据拔牙后允许后牙前移量可分为（图5-3）：

①最小支抗（minimum anchorage）：允许后牙前移量超过拔牙间隙的1/2。

②中度支抗（moderate anchorage）：允许后牙前移量为拔牙间隙的1/4～1/2。

③最大支抗（maximum anchorage）：允许后牙前移量不能超过拔牙间隙的1/4。

图5-3中实线为最大支抗，虚线为中度支抗，点线为最小支抗。

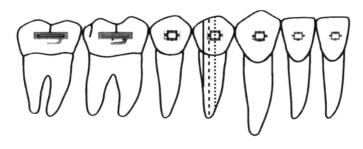

图5-3 以拔牙后允许后牙前移量为度分类

2.依据作用部位分类

支抗依据作用部位可分为：

（1）颌内支抗（intramaxillary anchorage）

颌内支抗是在同一牙弓中，用部分牙齿或黏膜作为支持，以移动另一部分牙齿。如Nance弓、舌弓、Nance腭托等（图5-4）。

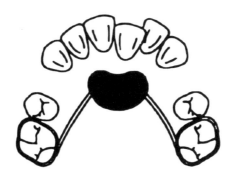

图5-4 Nance腭托

（2）颌间支抗（intermaxillary anchorage）

颌间支抗是用上颌或下颌的牙弓和颌骨作为支持，以矫治对颌的牙、牙弓和颌骨。如Ⅱ类、Ⅲ类颌间牵引等（图5-5）。

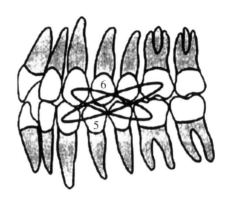

图5-5　颌间支抗

（3）颌外支抗（extraoral anchorage）

颌外支抗用头颅的顶枕颈部作为支持，以矫治牙、牙弓和颌骨。如口外弓、J钩等（图5-6），口外弓的弯制操作请扫描二维码观看。

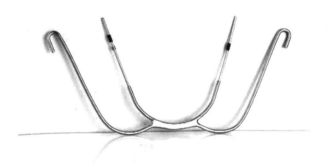

图5-6　口外弓

（4）种植体支抗

种植体支抗又叫临时支抗装置（temporary anchorage devices，TADs），TAD主要用作静止或绝对支抗（absolute anchorage）（图5-7）。TAD通过机械固位而稳定，没有骨结合。其主要用于上下颌牙齿压低、牙齿远中移动、尖牙后移和压低后移、前牙开𬌗的矫治、深覆𬌗的矫治、结合手术的Ⅲ类错𬌗矫治、倾斜𬌗平面的矫治等。目前，临床上广泛应用的TAD为微型种植体（Micro-implant，MIA），MIA可分为助攻型微型种植体和自攻型微型种植体。MIA直径大多在1.2～1.6 mm之间，由于其足够小，口腔大部分区域均可植入，包括腭部、颏部、磨牙后垫区、上颌结节区、牙根间牙槽骨、梨状孔下方隆突、颧牙槽嵴下缘等。MIA植入后，应保证MIA进入上颌骨内的总长度至少为6 mm，进入下颌骨内总长度至少为4 mm。其长度选择：上颌颊侧为7～8 mm，下颌颊侧为5～6 mm，上颌腭部为10～12 mm；直径选择：上颌为1.3 mm，下颌为1.4 mm，腭中部为1.5～1.6 mm。其植入角度：上颌相对于牙体长轴为30°～40°，下颌可为20°～60°。（种植体支抗植入操作请扫描二维码观看）

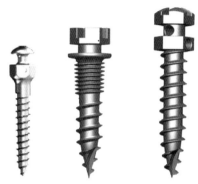

图5-7　种植体支抗

（二）支抗的临床应用

1.交互支抗（reciprocal anchorage）

交互支抗是用支持力相等的牙齿作交互支持，以达到相互移动的效果，此时支抗力同时也是矫治力（图5-8）。

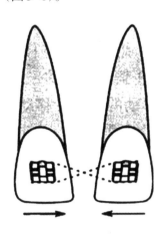

图5-8　交互支抗

2.差动力支抗（differential forces anchorage）

差动力支抗是同样大小的力同时作用于两个或两组不同的牙齿，根据其产生的组织反应不同，使需要移动的牙得以移动，不需要移动的牙很少移动或甚至不动。这是一种生物力学支抗，其机制在于不同的牙及牙周膜面积不同（图5-9），使其移动的力值也不同。

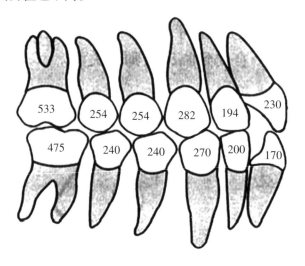

图5-9　牙周膜面积(mm²)

3.增强支抗（reinforced anchorage）

增强支抗是增加支抗单元的数目和面积（头、颈、口腔内组织等），能有效地增强支抗，因为更多的支抗牙和口外结构，分散了矫治力的反作用力（图5-10）。

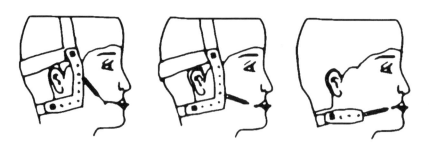

图5-10　增强支抗

4.稳定支抗（stationary anchorage）

稳定支抗是在相同的条件下，整体移动所需的矫治力大于倾斜移动所需的矫治力（图5-11），因此，可以利用一组牙的整体移动来对抗另一组牙的倾斜移动，使整体移动的一组牙不动或移动很少，只让倾斜移动的牙齿移动。

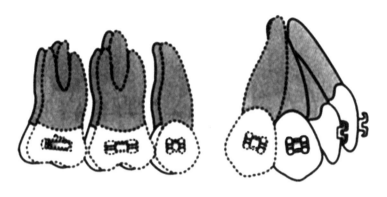

图5-11　稳定支抗

5.骨皮质支抗（cortical anchorage）

骨皮质支抗是因皮质骨较松质骨致密、血供少、改建慢，更能抵抗吸收，所以当牙根接触皮质骨时牙移动减慢（图5-12）。因此，一些学者提倡使支抗牙的牙根向皮质骨靠近，以抑制其移动。

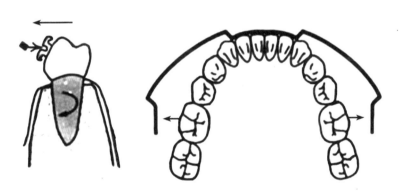

图5-12　骨皮质支抗

6.药物支抗（medical anchorage）

药物支抗是利用全身给药以减少牙齿移动或者利用局部注射药物以促进计划中的局部牙齿移动。用药物控制牙齿移动的方法，目前还处于动物实验阶段。

（三）临床上影响支抗选择的因素

1.严重拥挤

拔牙矫治，在拔牙之前就应该使用最大支抗。

2.前牙严重前突

拔牙矫治，在拔牙之前就应该使用最大支抗。

3.下颌平面角的大小

若下颌平面角大，尽早使用最大支抗；若下颌平面角小，慎重拔牙。

（四）临床上常用的支抗控制方法

1.使用轻力

过大的牵引力会导致弓丝与槽沟之间三维方向的旋转阻力、倾斜阻力和转矩阻力增大。

2.选择性地使用转矩

选择性地使用转矩是用力矩的差异获得支抗。

3.增加支抗牙的数目

增加支抗牙的数目是使单一牙成为一组牙。

4.辅助支抗装置

（1）横腭杆和舌弓

横腭杆和舌弓是较常用的支抗控制方法。横腭杆对抗牙齿的颊舌向移动效果好，而近远中向的移动控制作用有限；舌弓的支抗作用强，但是内收切牙时须去除。

（2）Nance弓

Nance弓较横腭杆支抗作用强，但前部的树脂基托不易清洁。

（3）唇挡

唇挡可由自凝塑料制作或由钢丝弯制多曲制作，具有较强的支抗作用。

5.Ⅱ类或Ⅲ类颌间牵引

Ⅱ类或Ⅲ类颌间牵引是临床上常用的支抗控制方法之一（图5-13，图5-14）。

6.面弓或J钩

J钩支抗作用强于面弓，因其支抗后牙不会前移，两者均有低位、水平和高位三种牵引方式。

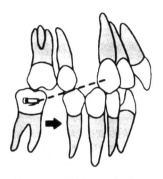
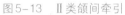
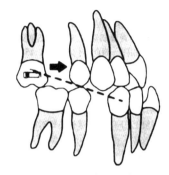

图5-13 Ⅱ类颌间牵引　　　　　图5-14 Ⅲ类颌间牵引

7.选择不同的拔牙部位

不同拔牙部位的选择如图5-15所示。

①拔除第一前磨牙：后牙支抗最大，前牙后移量多。

②拔除第二前磨牙：两者之间。

③拔除第一恒磨牙：后牙支抗最小，前牙后移最少。

④同时拔除第一前磨牙和第一恒磨牙：交互支抗。

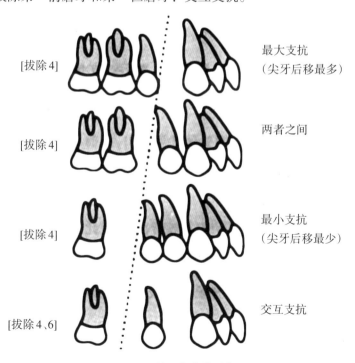

图5-15 不同拔牙部位的选择

【实验报告与评定】

评定学生在 TYPODONT 模型上利用不同的镍钛圆丝排齐牙齿和整平牙弓的效果。

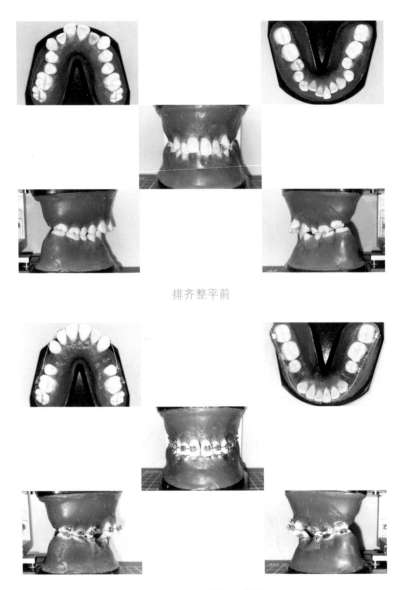

排齐整平前

0.014NiTi 弓丝排齐整平

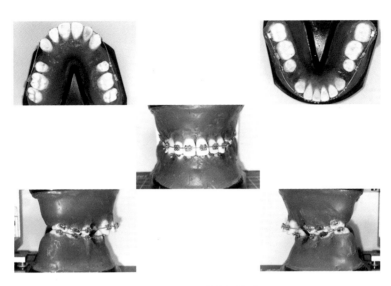

0.016NiTi 弓丝排齐整平

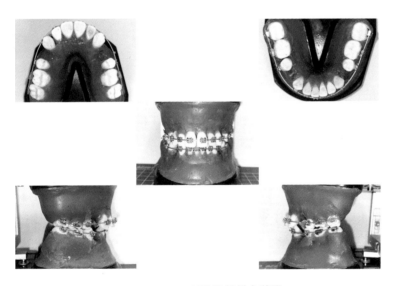

0.018 × 0.025NiTi 弓丝排齐整平

（陈锐）

实验六

排齐牙列与整平牙弓（二）

【目的和要求】

（1）掌握弯制摇椅形弓丝和多用途弓的方式方法。

（2）熟悉临床常用打开咬合、矫正深覆𬌗、整平Spee氏曲线曲度的方式方法。

【实验内容】

（1）在TYPODONT模型上示教摇椅形弓丝和多用途弓的弯制的方式方法。

（2）在教师指导下，学生利用TYPODONT模型弯制摇椅形弓丝和多用途弓，并将其用于TYPODONT模型上打开咬合，改善深覆𬌗。

【实验用品】

《口腔正畸TYPODONT实验教程（第二版）》、Angle错𬌗畸形TYPODONT模型、0.018英寸镍钛圆丝、0.018英寸不锈钢圆丝或0.018英寸×0.025英寸不锈钢方丝、0.20 mm结扎丝、打火机、恒温水浴箱、持针器、末端切断钳、金冠剪、细丝弯制钳、弓丝成型器、转矩钳、牵引橡皮圈、0.014英寸镍钛螺簧等。

【方法和步骤】

MBT矫治初期，改正深覆𬌗为其主要矫治目标之一。大多数情况下使用连续的平直不锈钢方丝可不断改正深覆𬌗，但必要时对前牙区覆𬌗过大的病例可借助在前牙段使用种植体、J钩、多用途弓、摇椅形弓丝等手段来压低上下颌前牙，矫正深覆𬌗，临床中须根据具体情况选用。本次实验主要介绍摇椅形弓丝和多用途弓的弯制。

一、摇椅形弓丝的弯制

摇椅弓的前身是标准方丝弓矫治技术中的后倾弯，因后倾弯使弓丝不再是一根平滑的弓丝，进而影响牙齿在弓丝上的滑动，因此在直丝弓矫治技术中将多个后倾弯连续化成摇椅状，故名摇椅弓（图6-1）。

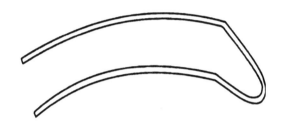

图6-1 摇椅弓

摇椅弓可使切牙唇倾压低、远中直立和近中唇向扭转，尖牙唇倾升高、近中倾斜和近中唇向扭转，第二前磨牙和第一磨牙颊倾压低、远中直立和近中唇向扭转。随着摇椅弓曲度的增加，磨牙的位移趋势增加。

在直丝弓矫治技术中，摇椅弓主要用于排齐整平牙列阶段，其适用于低角及均角深覆𬌗打开咬合、打开咬合后的保持以及关闭拔牙间隙阶段，利于前牙垂直向的控制，预防前牙覆𬌗加深。

弯制步骤（弯制方法请扫描二维码观看）

①弓丝退火。用镍钛丝弯制摇椅弓时，首先应对其进行退火处理，改变其弹性，便于弯制；若为不锈钢丝，则不需退火。

②以转矩钳或手指从弓丝的颊面夹持在尖牙的远中位置。

③以左手拇指及示指握持尖牙远中弓丝，拇指施加向下的压力，示指施加向上的力，二者相互交错施力。

④左手向远中拉伸弓丝，将弓丝塑形成摇椅状，同时对远中端弓丝施加轻微的外展力，以防弓丝成形后后端过于缩窄。

⑤根据需要调整摇椅弓弓形的曲度，并调整至左右对称，维持原有基本弓形。

在选用0.018英寸镍钛圆丝或0.018英寸×0.025英寸不锈钢方丝弯制摇椅形弓丝时，曲度最深处常位于第一前磨牙和第二前磨牙之间，如第二磨牙纳入矫治序列，则其最深部在第二前磨牙与第一磨牙之间（图6-2）。弯制完成后须在方丝上去除上下颌后牙段的正转矩。

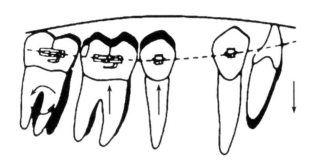

图6-2　摇椅弓入槽

二、多用途弓的弯制（弯制方法请扫描二维码观看）

多用途弓是由 Ricketts 医生发明的，因此也称之为 Ricketts 多用途弓。其为生物渐进矫治技术的重要组成部分，前磨牙区弓丝不入槽，进而利用磨牙作为支抗对前牙进行有效的三维控制，而不对尖牙及前磨牙产生不利的影响。

多用途弓多用于压低或伸长前牙、唇倾或舌倾前牙以及前牙的转矩控制。

（一）多用途弓弯制的要点

多用途弓弯制的要点如图6-3所示。

①弓丝的后臂龅向弯曲要抵住磨牙颊面管。

②弓丝的前臂要在侧切牙托槽远中2 mm或侧切牙与尖牙的接触点处弯制，长度不能大于5 mm。

③用弓丝成型器或弓丝弧形成型钳成型前牙段弓丝弧形。

④对多用途弓进行成型，使其与预定的最终牙弓形态相一致。

⑤弓丝前臂向颊侧打开，使其与牙槽突的形态一致，防止其压迫牙龈或

黏膜。

⑥多用途弓后段于磨牙近中弯制后倾弯，对前牙产生压低力。

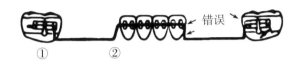

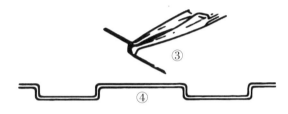

图6-3　多用途弓弯制的要点

(二) 多用途弓后牙段的弯制要点

多用途弓后牙段的弯制要点如图6-4所示。

①后倾曲形成磨牙外展弯。

②磨牙近中弯制后倾弯，对前牙产生压低力，在磨牙颊面管的远中必须进行回弯以防前牙唇向倾斜，弓丝末端预留2～3 mm用于回弯，后倾弯与末端回弯联合使用会使磨牙产生远中移动的趋势。

③后倾弯形成大约25°的生理性根颊向转矩（负转矩）。

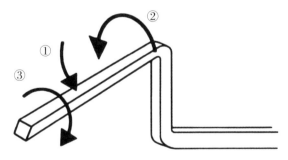

图6-4　多用途弓后牙段的弯制要点

三、摇椅形弓丝或多用途弓的应用

用0.20 mm的不锈钢结扎丝将弯制完成的摇椅形弓丝或多用途弓结扎于

TYPODONT 模型上，并将该 TYPODONT 模型放入 45 ℃恒温水浴箱中，10 min 后取出 TYPODONT 模型，室温下冷却，观察牙齿移动情况。而后再将其放入 45 ℃恒温水浴箱中，重复上述过程，直至咬合打开，覆𬌗改善，Spee 氏曲线曲度整平。

说明：

①调整完成的摇椅形弓丝和多用途弓应具有同平直弓丝一样的基本弓形，左右两侧对称。

②摇椅弓常出现弓丝末端向内缩窄，此时需拓宽弓丝后端宽度，以维持基本弓形。

③摇椅的曲度需视临床具体情况而定，一般来讲，用于打开咬合时曲度较大，用于保持打开的咬合和预防覆𬌗加深时曲度较小。圆丝上摇椅弓曲度可较大，而不锈钢方丝上摇椅弓曲度不要过大，一方面会使方丝力量过大，另一方面可因摇椅弓前牙和后牙区的转矩效应造成不必要的副作用。

四、多用途弓较摇椅弓的优势

①打开咬合时不会伸长前磨牙，故而其更适用于高角深覆𬌗病例打开咬合。

②压低下切牙时无转矩的表达，故而其可应用于摇椅弓压低下切牙时有一定难度的病例，即下切牙牙根与舌侧骨板相接触的病例（摇椅弓可使下切牙唇倾而阻碍其压低作用），尤其适用于 Spee 曲度较深的病例。

【实验报告与评定】

（1）评定学生在 TYPODONT 模型上利用镍钛圆丝弯制摇椅弓打开咬合的效果。

（2）评定学生在 TYPODONT 模型上利用不锈钢方丝弯制反𬌗曲线曲度弓丝或多用途弓打开咬合以及改善深覆𬌗的效果。

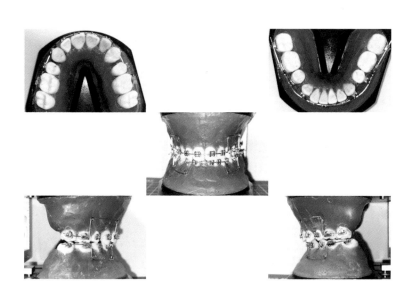

多用途弓打开咬合

（常乾）

实验七

拔牙间隙的关闭（一）

【目的和要求】

（1）掌握滑动法关闭牙列间隙的操作方法及步骤。

（2）熟悉影响滑动法关闭牙列间隙的因素。

（3）了解滑动法关闭牙列间隙过快的不利影响。

【实验内容】

（1）在 TYPODONT 模型上示教 MBT 矫治技术滑动法关闭牙列间隙。

（2）学生实习 MBT 矫治技术滑动法关闭牙列间隙。

【实验用品】

《口腔正畸 TYPODONT 实验教程（第二版）》、红铅笔、TYPODONT 模型、红蜡片、酒精灯、蜡刀、恒温水浴箱、持针器、末端切断钳、金冠剪、细丝弯制钳、弓丝成型器、转矩钳、0.018 英寸×0.025 英寸或 0.019 英寸×0.025 英寸不锈钢方丝、游离牵引钩、夹牵引钩钳、牵引橡皮圈、长短距正畸用橡皮链、不同尺寸牵引橡皮圈、0.20 mm/0.25 mm 直径的结扎丝、镍钛螺旋拉簧等。

【方法与步骤】

大多数临床病例在 0.018 英寸×0.025 英寸或 0.019 英寸×0.025 英寸不锈钢方丝就位后 1～2 个月，牙弓才能完全整平。最好在牙弓完全整平、托槽槽沟完全排平之后进入关闭拔牙间隙阶段。

拔牙间隙用于解除拥挤、改正中线、调整磨牙关系，大多数的Ⅰ、Ⅱ类病例还需要内收前牙、改善前突的面型。关闭拔牙间隙前首先应计算清楚该间隙的用途及前、后牙各自需要移动的距离。

表7-1为Proffit根据其临床经验总结的不同拔牙部位切牙、磨牙分别最多和最少向拔牙间隙移动距离的规律（拔牙间隙约7.5 mm/侧）。但目前在微种植体绝对加强后牙支抗的情况下，磨牙可以完全不前移，故而拔牙间隙可全部用于解除前牙拥挤和内收前牙。

表7-1 Proffit总结的不同拔牙部位牙齿移动规律

拔牙部位	可解除前牙拥挤 (mm/侧)	切牙后移(mm/侧)		后牙前移(mm/侧)	
		最大	最小	最大	最小
中切牙	5	3	3	1	0
侧切牙	5	3	2	1	0
尖牙	6	5	3	2	0
第一前磨牙	5	5	3	5	2
第二前磨牙	3	3	0	6	4
第一磨牙	3	2	0	8	6
第二磨牙	2	1	0	—	—

一、滑动法关闭拔牙间隙

滑动法关闭拔牙间隙由Bennett和McLaughlin于1989年提出，该法吸收了Begg技术组牙移动方式，使用较柔和的力在方丝上一次完成6个前牙的后移和控根（图7-1），进而使拔牙间隙关闭。滑动法是直丝弓矫治技术特有的关闭拔牙间隙的方法。目前临床中自锁托槽的应用使直丝弓矫治器在关闭拔牙间隙时更容易，对支抗的考虑更少。

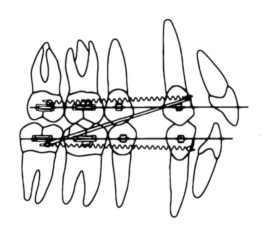

图7-1　滑动法同时内收6颗前牙关闭拔牙间隙

（一）弓丝的选择

0.022英寸×0.028英寸托槽用可选用0.019英寸×0.025英寸或0.018英寸×0.025英寸不锈钢方丝。较粗的弓丝限制自由滑动，而较细的弓丝则不易控制前牙的转矩和覆𬌗。弓丝末端应超出颊面管远中1～2 mm，有利于弓丝沿颊面管滑行。

（二）放置游离牵引钩

使用牵引钩钳将游离牵引钩固定于尖牙托槽的近中弓丝上，可尽量靠近侧切牙的托槽牵引。

（三）牵引

根据不同的矫治力需要，选择不同种类的牵引。滑动法关间隙力值应柔和，在50～150 g之间，一般为100 g。

1.镍钛螺旋拉簧

镍钛螺旋拉簧能产生持续的轻力，提供了最有效、最稳定的关闭拔牙间隙的牵引力与施力方式。但其不易清洁，对口腔卫生保持不好者，亦可使用更换橡皮圈或弹性向后结扎关闭拔牙间隙。

将4段镍钛螺旋拉簧分别就位于上下颌左右两侧，其两端分别位于尖牙近中牵引钩和最后一个磨牙颊面管的牵引钩。

2.橡皮圈

间隙关闭初期用3.5 oz的5/16英寸的橡皮圈行上下颌左右两侧对称性牵引，橡皮圈放置位置同镍钛螺旋拉簧。间隙关闭后期用3.5 oz的1/4英寸的橡皮圈。

橡皮圈的选择原则：两牵引钩之间距离最少为弹性橡皮圈直径的3倍时，橡皮圈方可提供持续的弹力。

3.弹性向后结扎

取一小段（一般含1孔或2孔）链状橡皮圈，以0.25 mm直径的结扎丝穿过链状橡皮圈，将结扎丝末端就位于最后一个磨牙颊面管的牵引钩，链状橡皮圈一端就位于尖牙近中牵引钩。

（四）关闭拔牙间隙

将结扎好的TYPODONT模型放入45 ℃恒温水浴箱中，约10 min后取出，室温冷却，观察间隙关闭情况。前牙内收后，牙根周围出现间隙，用红蜡片滴蜡于牙根周围间隙，以免牙根脱落。重复上述TYPODONT模型实验过程，观察间隙关闭情况及牙齿移动情况，直至间隙完全关闭。

二、影响滑动的因素

（一）牙弓整平不够

托槽槽沟完全直线化是使用滑动法关闭拔牙间隙的必要条件，否则残余的转矩、旋转或倾斜将加大滑动时的摩擦阻力。

（二）三种滑动阻力

即使牙弓完全整平，在滑动过程中，弓丝与托槽之间也存在旋转阻力、倾斜阻力和转矩阻力三种滑动阻力，这三种滑动阻力对滑动不利（图7-2）。图7-2中A图为旋转阻力，B图为倾斜阻力，C图为转矩阻力。

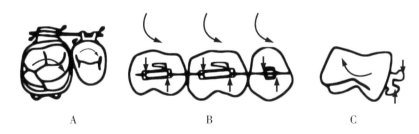

A   B   C

图7-2　三种滑动阻力

（三）矫治器部件损坏

托槽与颊面管损坏、弓丝弯折、结扎丝和游离牵引钩形变等均可造成滑动被阻挡，故而影响自由滑动。

（四）弓丝长度不足

弓丝末端未超出颊面管，则弓丝末端会"卡"在颊面管内不能自由滑行。

（五）牙齿阻挡

对𬌗牙齿或托槽的干扰有时会阻挡间隙的关闭，常见于下牙弓。

（六）局部组织解剖因素

拔牙区牙龈组织堆积、骨皮质过薄，埋伏多生牙、下沉牙均可造成滑动阻力增加。

（七）牵引力过小

牵引力过小常见于低角病例或间隙关闭接近完成时。

三、间隙关闭过快的不利影响

较快地关闭拔牙间隙并不是一件对治疗有利的事，关闭拔牙间隙过快，不仅不能缩短治疗疗程，而且会影响矫治后的牙面美观和良好咬合功能的建立。

①上切牙转矩丧失、过于直立，影响美观和磨牙中性关系的建立、上颌拔牙间隙的完全关闭。

②前牙段和后牙段均向拔牙间隙倾斜，致后牙前移，前牙早接触，出现"过山车"效应，支抗丧失（图7-3）。

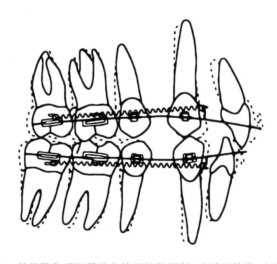

图7-3　前牙段和后牙段均向拔牙间隙倾斜,致后牙前移,支抗丧失

③拔牙间隙前后牙向拔牙间隙旋转致牙弓缩窄（图7-4）；

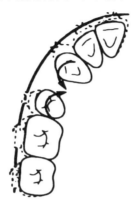

图7-4 拔牙间隙前后牙向拔牙间隙旋转致牙弓缩窄

④上磨牙向颊侧倾斜，下磨牙向舌侧倾斜。

⑤拔牙区牙龈组织堆积，致牙齿移动减慢。

【实验报告与评定】

指导教师根据学生使用TYPODONT模型关闭拔牙间隙存在的问题进行总结、讨论及评定。（滑动法关闭间隙临床操作请扫描二维码观看）

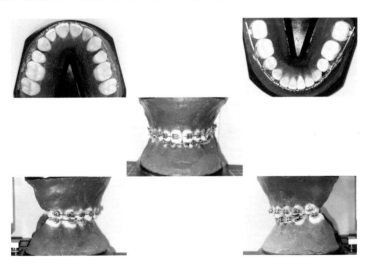

滑动法关闭拔牙间隙

（王媛）

实验八

拔牙间隙的关闭（二）
闭隙曲法关闭拔牙间隙

【目的和要求】

（1）掌握临床常用的各种闭隙曲的弯制方法。
（2）了解闭隙曲关闭拔牙间隙的力学原理。

【实验内容】

（1）示教常见闭隙曲的弓丝弯制。
（2）学生根据示教弯制带闭隙曲的弓丝。
（3）将弓丝结扎于 TYPODONT 模型上关闭拔牙间隙。

【实验用品】

《口腔正畸 TYPODONT 实验教程（第二版）》、红铅笔、直径为0.019英寸×0.025英寸不锈钢方丝、0.25 mm不锈钢结扎丝、TYPODONT 模型、持针器、末端切断钳、金冠剪、细丝弯制钳、弓丝成型器、转矩钳、牵引橡皮圈、红蜡片，酒精灯，蜡刀等。

【方法与步骤】

一、常见闭隙曲的弯制

指导教师根据要求，示教临床常用的闭隙曲的弯制。

（一）弯制1个单位的带圈闭合垂直曲

带圈闭合垂直曲主要用于关闭间隙。取一段直径为0.019英寸×0.025英寸的不锈钢方丝，弯制如图8-1所示的带圈垂直闭合曲，要求闭合曲高度7～8 mm，曲宽度为2 mm，近中臂与远中臂在同一水平线上，且与水平面垂直。曲的顶端弯制一个圈，圈的直径为2 mm。带圈闭合垂直曲可以用来关闭牙列散在间隙或拔牙间隙。圈可以使力量更为柔和。

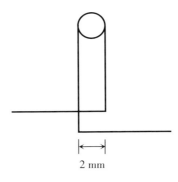

2 mm

图8-1 带圈闭合垂直曲

（二）弯制1个单位的"Ω"曲

"Ω"曲主要起阻挡作用。取一段直径为0.019英寸×0.025英寸的不锈钢方丝，弯制如图8-2所示的"Ω"曲，要求曲高度为3～4 mm，直径为2～3 mm，曲的形状类似"Ω"形，故而得名。因该曲主要起阻挡作用，又名阻挡曲，亦可以用来作为弹力结扎曲。

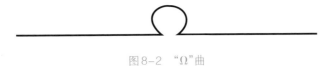

图8-2 "Ω"曲

（三）弯制1个单位的水平曲

该曲主要用于牙齿的垂直向移动。取一段直径为0.019英寸×0.025英寸的不锈钢方丝，弯制如图8-3所示的水平曲，要求曲高度为4～5 mm，曲长度为5～6 mm，曲宽度为2 mm。水平曲主要用来垂直向移动牙齿，可以升高或压低牙齿。

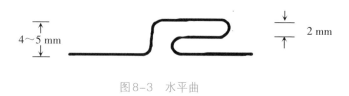

4～5 mm　　　2 mm

图8-3　水平曲

（四）弯制人字形曲

人字形曲主要用于控制牙齿的垂直向位置，打开咬合，以及关闭拔牙间隙阶段预防前牙伸长、覆𬌗加深及间隙两侧邻牙发生倾斜。常将其加在关闭曲上，如"T"形曲、靴形曲、垂直关闭曲及泪滴曲等（图8-4）。人字形曲的曲度根据覆𬌗深浅而定，需打开咬合时，其曲度可较大，而用于内收前牙、防止覆𬌗加深时，其曲度可较小。弯制完成后，检查双侧是否对称，须维持原弓丝基本弓形。

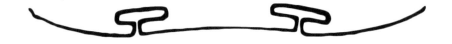

图8-4　人字形曲

弯制步骤：

①在弓丝上标记需要弯制人字形曲的位置，一般加在关闭曲上；

②用转矩钳或细丝钳夹持弓丝，将钳喙近中部分弓丝向龈向弯折一定角度；

③弯制完成后关闭曲的近远中臂呈人字形。

（五）弯制匙形曲

选用与托槽槽沟宽度相适应的不锈钢方丝弯制，即0.016英寸×0.022英寸和0.019英寸×0.025英寸不锈钢方丝分别匹配0.018英寸×0.025英寸和0.022英寸×0.028英寸规格的托槽。曲高为7 mm（下颌为6 mm），近远中臂密贴，由于曲顶为椭圆形匙孔状，故其实际曲长可达10～12 mm（图8-5）。该曲力量柔和，且易于调节。

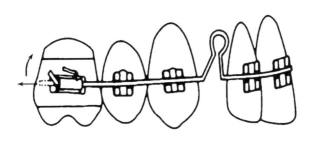

图8-5　匙形曲

（六）弯制泪滴曲

同匙形曲一样，该曲高为7 mm（下颌为6 mm），曲顶至曲底呈一泪滴状，底部密接（图8-6）。此曲弯制较匙形曲容易，但力量不及匙形曲柔和。该曲应放置于预计间隙关闭后的牙冠间中心位置，而非现存间隙的中心位置。例如，在拔除第一前磨牙的情况下，曲应放于尖牙远中边缘位置（距尖牙中轴5 mm左右）。每次打开曲约1 mm，可完成中度支抗关闭拔牙间隙的牙齿移动。

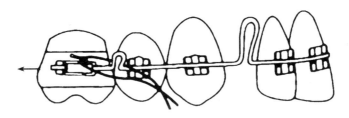

图8-6　泪滴曲

（七）弯制"T"形曲

"T"形曲主要用于关闭间隙。取一段0.019英寸×0.025英寸不锈钢方丝，弯制"T"形曲，要求曲高度为4～5 mm，曲长度为7～8 mm，曲宽度为2 mm，近远中臂尽可能并拢，该曲形状类似"T"形，故而命名为"T"形曲（图8-7）。

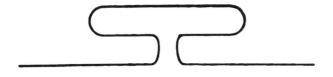

图8-7　"T"形曲

二、用关闭曲法关闭拔牙间隙

在上下颌唇弓上，用红铅笔标记尖牙远中位置，在上下颌双侧尖牙远中各弯制一"T"形曲。将该唇弓结扎于 TYPODONT 模型上，放入 45 ℃的恒温水浴中，10 min 后取出，室温冷却，观察上下颌牙列间隙关闭情况。用红蜡片滴蜡于牙根周围间隙。重复上述 TYPODONT 模型实验，观察间隙关闭情况，直至间隙关闭。

【实验报告与评定】

（1）评定学生弯制的常用固定矫治器各种曲的优劣。

（2）评定学生在 TYPODONT 模型上利用"T"形曲关闭牙列间隙的效果。

注：闭隙曲弯制操作请扫描二维码观看。

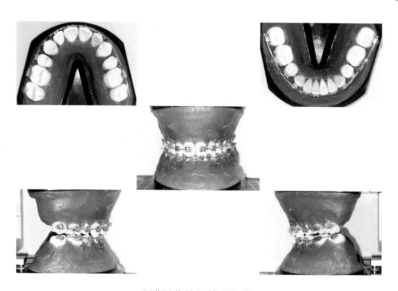

"T"形曲关闭拔牙间隙

（朱博武）

实验九

牙位及粭接触关系的精细调整

【目的和要求】

（1）掌握临床判定功能状态下粭关系是否协调的原则。

（2）熟悉固定矫治精细调整阶段常存在的问题。

（3）了解固定矫治精细调整阶段常见问题处理的方式及方法。

【实验内容】

（1）教师示教在全尺寸方丝弓上弯制转矩、标准弓和MEAW弓的方式及方法。

（2）学生在全尺寸方丝弓上弯制转矩、标准弓和MEAW弓。

（3）学生将MEAW弓用于TYPODONT模型上进行牙位及粭接触关系的精细调整。

【实验用品】

《口腔正畸TYPODONT实验教程（第二版）》、Angle错粭畸形TYPODONT模型、橡皮圈、0.019英寸×0.025英寸不锈钢方丝、0.021英寸×0.025英寸TMA丝、0.25 mm不锈钢结扎丝、弓丝成形器、转矩钳、细丝钳、红篮铅笔、Kim钳等。

【方法与步骤】

临床中，在牙位精细调整之前，首先要检查功能粭状态下咬合关系是否协调，即牙尖交错位与下颌正中关系位是否一致。尽管这非常难做到，但应尽可能将这两个位置协调，且临床检查无殆干扰，包括：下颌前伸时上颌4颗切牙与下颌前牙均匀接触，其他牙齿均没有接触；侧方咬合时，仅工作侧尖牙接触；工作侧尖牙保护殆最理想，组牙保护也是较理想的殆接触状态。

一、转矩的弯制（弯制方法请扫描二维码观看）

（一）前牙转矩的弯制

前牙转矩的弯制以转矩钳配合手指指腹的力量进行。上颌前牙均为正转矩，下颌为负转矩。其方法为：转矩成形钳夹持在弓形的尖牙处（与假想切线垂直），左手食指上抬钳喙左侧弓丝，力量越大，做出的转矩越大，但不能让弓丝出现硬折，向右侧移动转矩成形钳，每次移动一个钳喙的宽度（1～1.3 mm），左手食指继续上抬弓丝，连续重复此动作到对侧弓形的尖牙处，然后调整弓形，需要用两把转矩成形钳消除后牙转矩。

（二）后牙转矩的弯制

后牙转矩的弯制以转矩成形钳和霍氏钳弯制。上下颌后牙均为负转矩。其方法为：转矩成形钳夹持在一侧尖牙和前磨牙之间，霍氏钳夹在磨牙处，霍氏钳向外旋转，其旋转角度可达90°（旋转角度依据需要决定），这样后牙段就形成了逐渐加大的负转矩，注意比对弓形图板，使弓丝保持原弓形形态。

（三）标准弓形的弯制（弯制方法请扫描二维码观看）

标准弓形的弯制是用弓丝成形器将0.019英寸×0.025英寸不锈钢方丝形成具有一定牙弓形态的弧度，确定弓丝的中点（即中切牙中缝点）并用红、蓝铅笔标记，然后调整弓丝弧度使之与经统计分析大量牙弓形态而制成的预成图上的弧度完全一致。在上颌不锈钢方丝上弯制第一序列弯曲，即中切牙与侧切牙间弯制内收弯，侧切牙与尖牙间、第二前磨牙与第一恒磨牙间弯制外展弯；在下颌不锈钢方丝上弯制第一序列弯曲，即侧切牙与尖牙间、第一前磨牙近中面后移0.50 mm处及第二前磨牙与第一恒磨牙邻接部位后1.00 mm处弯制外展弯（图9-1）。

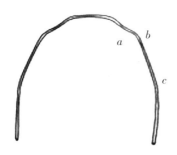
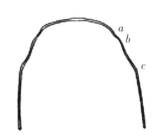

图9-1　上下颌标准弓形

二、颌间牵引（临床操作方法请扫描二维码观看）

（一）Ⅱ类颌间牵引

Ⅱ类颌间牵引是上颌前牙到下颌后牙的牵引，以解决Ⅱ类磨牙或尖牙关系（图9-2中的5）。

（二）Ⅲ类颌间牵引

Ⅲ类颌间牵引是上颌后牙到下颌前牙的牵引，以解决Ⅲ类磨牙或尖牙关系（图9-2中的6）。

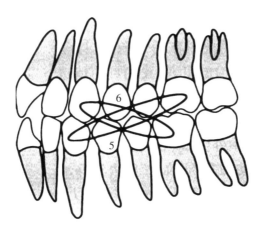

图9-2　Ⅱ类和Ⅲ类颌间牵引

（三）斜行牵引

斜行牵引是上牙列挂左侧，则下牙列挂右侧，或相反使用，用于纠正上下牙列中线不齐（图9-3）。

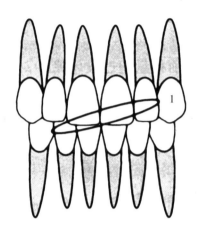

图9-3 斜行牵引

（四）交互牵引

交互牵引为上牙如果挂舌侧则下牙挂颊侧，上牙如果挂颊侧则下牙挂舌侧，减小上下牙的覆盖，获得正常的覆𬌗覆盖关系（图9-4）。

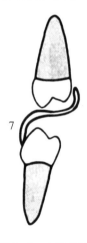

图9-4 交互牵引

（五）垂直牵引

垂直牵引包括匣形牵引、"W" 形牵引、三角牵引。上下牙列都挂前牙，或者上下牙列都挂后牙，用于伸长牙齿或轻度水平移动牙齿获得良好的咬合接触（图9-5、图9-6）。

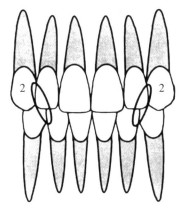

图9-5 垂直牵引

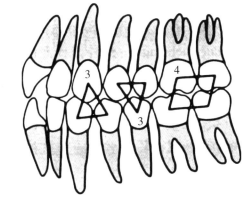

图9-6 三角形牵引和梯形牵引

三、MEAW弓的弯制（弯制方法请扫描二维码观看）

将上下颌各弯制一个如图9-7所示的MEAW弓。在MBT矫治后期，主要利用了MEAW弓在托槽间形成的靴形曲使弓丝长度延长，增加了弓丝的弹性，每个牙齿之间的应力中断，利于对牙齿做三维方向的个别调整，同时方便配合颌间牵引，使上下颌牙齿快速达到尖窝相对的位置（9-7）。图9-7中的图A为上颌，图B为下颌。

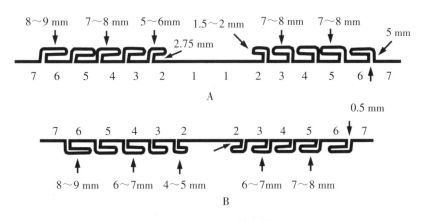

图9-7 MEAW弓的弯制

（一）上颌多曲方丝弓的弯制步骤

①取长度约为40 cm的0.016英寸×0.022英寸或0.017英寸×0.025英寸不锈钢

方丝一根，并用红色铅笔标记中点。

②将不锈钢方丝的中点置于弓丝成形器的槽沟中，旋转弓丝成形器分别向两侧转动90°，形成前牙弧形（图9-8）。调整弓丝使双侧对称，如果不对称，可用转矩钳调整。

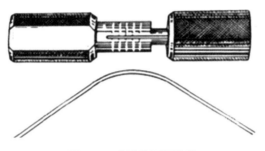

图9-8　成形前牙区弓丝

③将弓丝置于模型上，在侧切牙内收处做标记，弯制侧切牙内收弯（图9-9、图9-10）。

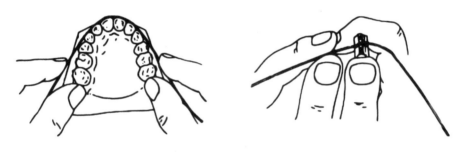

图9-9　标记侧切牙内收弯　　　　　图9-10　弯制侧切牙内收弯

④重新将弓丝置于模型上，标记位于侧切牙与尖牙之间的第一个"L"形弯曲，用Kim钳夹紧记号近中的弓丝，将弓丝游离端向牙龈方弯曲90°（图9-11）。

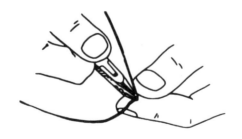

图9-11　弯制"L"形曲前臂

⑤用 Kim 钳夹住弓丝的垂直部位，使钳喙的扁平部（厚 2.75 mm 处）与其接触，向前形成 90°弯曲，且与弓丝平行（图 9-12）。

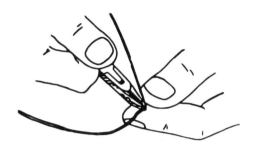

图 9-12　弯制"T"形曲水平部

⑥在距离上一弯曲 3 mm 处，用 Kim 钳圆喙的中点夹住弓丝，向远中弯制一个"U"形弯曲，且该"U"形弯曲上、下水平部位弓丝保持平行（图 9-13）。

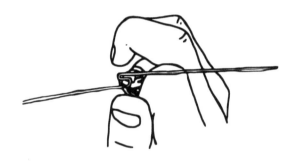

图 9-13　弯制"L"形曲的"U"形弯曲

⑦用 Kim 钳距圆喙尖端 2.5 mm 处夹住弓丝，向下弯曲 80°，继之向远中移动钳喙 2 mm 左右，弯制余下 10°角，形成一前后臂保持平行的弯曲，且两臂之间距离约为 0.5 mm（图 9-14）。

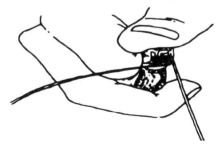

图 9-14　弯制"L"形曲的后臂

⑧核对侧切牙和尖牙的位置，如果尖牙位置需要压低，则将第2个弯曲相应地降低一些，即用钳子将曲的前后臂夹在一起，并将曲的后臂稍向上，夹紧弓丝后制作向远中的90°弯曲。如果尖牙需要升高，则将钳子夹持部位上移一些，再向远中做90°弯曲（图9-15）。

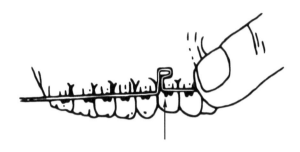

图9-15　调整"L"形曲两侧底部高度

⑨在弓丝对侧重复上述过程，调整弓丝，使其双侧对称、平直（图9-16）。

图9-16　弯制对侧"L"形曲

⑩用 Kim 钳夹住弓"L"形曲后臂的远中，用左手拇指和示指抓住矫正曲，做冠舌向3°的转矩，弓丝对侧做相同处理，然后调平（图9-17）。

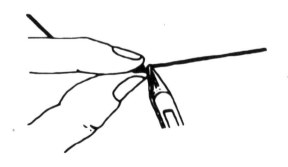

图9-17　弓丝加冠舌向转矩

　　从弓丝的底部观察，"L"形曲是藏在弓丝前部外形轮廓的下面，弓丝侧方和远中外展45°，用左手拇指和示指抓住"L"形曲的前臂，同时用右手拇指和示指抓住"L"形曲的后臂，移动后臂向外侧1 mm，形成尖牙外展（图9-18）。

图9-18　移动"L"形曲后臂向外侧

　　用转矩钳紧靠"L"形曲后臂远中弓丝上弯制尖牙外展，形成30°弯曲，再向远中移动钳子1.5 mm（相当于钳子的厚度），再做20°弯曲，继之再将钳子向远中移动1.5 mm，再做10°弯曲，在弓丝的对侧重复同样的过程，调整弓丝达到对称和平直（图9-19、图9-20）。

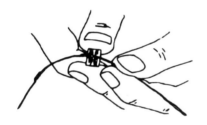

图9-19　弯制尖牙外展弯

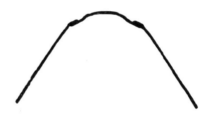

图9-20　调整弓丝形态

　　将弓丝放置在模型上，在尖牙和第一前磨牙之间标记第2个"L"形曲的位置，第2个"L"形曲的水平部分约在第1个"L"形曲后臂的远中3 mm处。重复弯制第3~5个"L"形曲，每弯制一个"L"形曲均须核对其在每个牙的位置，必要时进行调整，第2个"L"形曲的后臂和第3个"L"形曲的前臂、第3个"L"形曲和第4个"L"形曲相距均为2 mm，第5个与第4个相距3~4 mm，并最终调整弓丝使其双侧对称平直。

　　从主弓丝底部观察，弓丝向侧方和远中扩展，且"L"形曲藏在主弓丝后下面（图9-21）。用Kim钳夹住第2个"L"形曲和弓丝，把对应于第一前磨牙部分的弓丝弯向舌侧3°（图9-22），同样在第二前磨牙、第一磨牙和第二磨牙部分，弓丝也向舌侧弯曲3°。在弓丝对称重复上述操作，形成如图9-23所示弓形。

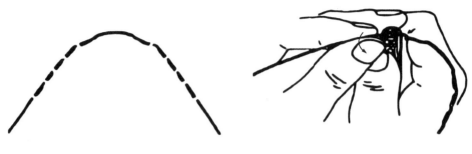

图9-21　殆面观　　　　　　　　　　　图9-22　第2个"L"形曲侧方倾斜3°

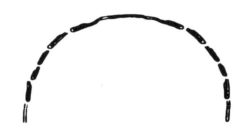

图9-23　形成连续平缓转矩

　　用Kim钳夹住尖牙部分，将第2个"L"形曲向侧方倾斜3°（图9-24），在第3~5个"L"形曲上做同样的弯制，形成连续平缓的转矩，同时注意"L"形曲远离牙龈组织（图9-25）。

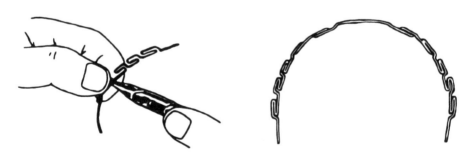

图9-24　第2个"L"形曲向侧方倾斜3°　　　图9-25　形成连续平缓的转矩

　　用左手拇指和示指抓住第4个"L"形曲近中臂，同时右手拇指和示指抓住其远中臂，向侧方移动1.5 mm，形成刺刀样弯曲，最后调整弓丝达到对称和平直（图9-26）。图9-26中的A图为前面观，B图为右侧面观，C图为左侧面观。

<<<

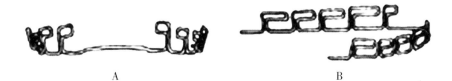

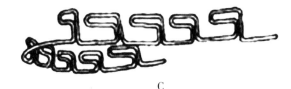

图9-26　前面观、右侧面观及左侧面观

（二）按相似方法弯制下颌多曲方丝弓

按照上述步骤弯制下颌多曲方丝弓，本书不再重述。

（三）对牙列及咬合进行精细调整

将MEAW弓结扎于TYPODONT模型上，配合Ⅱ类、Ⅲ类、斜行及垂直牵引等颌间牵引方式对牙列及咬合关系进行精细调整。

四、固定矫治第三期常需要调整的问题

（一）调骀

错位牙移动到新位置，其边缘嵴等部位未经咬合磨耗，常形成早接触而导致骀干扰。

（二）托槽位置的重新再定位

临床工作中，许多患者矫治初期尖牙或前磨牙萌出不足，牙齿严重错位，第一次黏结托槽时，往往难以就位准确。此外，牙齿经长距离地移动后，原托槽位置相对改变，其位置也不正确。

（三）轴倾角的调整

轴倾角的调整是通过调整托槽的垂直向标志线与相应的牙冠长轴平行实现的。

（四）牙根平行

当牙冠的轴倾角合适，牙根一般均已平行。

（五）转矩的调整

正常情况下，上切牙为8°～9°的正转矩，下切牙直立，后牙均为负转矩，且下颌更明显。前、后牙良好的转矩能保证牙根位于松质骨内，有利于𬌗力的良好传导和牙槽骨的健康。

（六）轻度过矫治

旋转牙、过大𬌗曲线、深覆𬌗常常需要过矫治。

（七）适当的颌间牵引

在矫治第三期，Ⅱ类或Ⅲ类磨牙关系均应已矫治，轻度颌间关系不调可使用长Ⅱ类或长Ⅲ类颌间牵引。矫治前的中线不齐也应在工作期矫治。前磨牙段的轻度开𬌗、轻度Ⅱ类或Ⅲ类关系，可选择性地使用短Ⅱ类或短Ⅲ类颌间牵引，既可改变垂直向不调，又可协调矢状关系。

五、正畸中的调𬌗

正畸中的调𬌗是临床中常见的对牙体组织进行的一种不可逆的有创性操作。正畸中的调𬌗主要可分为以下两种：

（一）全面调𬌗（comprehensive grinding）

在正畸治疗中，全面调𬌗往往用于治疗接近尾声、进行咬合的精细调整阶段，它可以使咬合关系更加稳定、更符合最适功能𬌗的要求。临床中常从以下方面进行：

调磨颊舌向的牙弓不调。使髁状突处于肌肉骨骼稳定位后，参考"三等分的原则"进行（图9-27）。"三等分的原则"指当上下牙在MS位发生最初的牙接触时，检查上下牙间的颊舌向关系，将后牙功能尖的内斜面从颊舌向分为三等份。若一个牙的功能尖咬合于对𬌗牙的功能尖的内斜面靠中央窝1/3时，调𬌗能在釉质内进行；若一个牙的功能尖咬合于对𬌗牙功能尖内斜面中1/3时，须用冠修复来解决咬合问题；若一个牙的功能尖咬合于对𬌗牙的功能尖内斜面靠牙尖1/3时，常常须继续用正畸的方法对牙的位置进行精细调整。

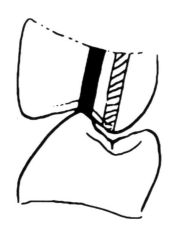

图9-27 调磨颊舌向的牙弓不调

调磨近远中向的牙弓不调。观察 CR 位到 ICP 位的滑动，当滑动距离在 2 mm 以内时，可以通过调殆解决，超过 2 mm，则调殆可能超出釉质范围。滑动的方向也会影响调殆的成败。当牙尖较高时，垂直方向上的滑动更多，调殆较易获得成功，反之，当牙尖低平，水平方向上的阻碍更大时，则调殆往往不能局限在釉质内。此外，要准确地预测调殆的效果，还应观察上下前牙的位置与排列，以及它们之间的咬合关系，因为这决定了下颌在非正中运动中前牙接触是否能使后牙脱离咬合。如果前牙问题较重，则不能用调殆解决，需要继续用正畸的方法对前牙进行再定位。调殆进行之前，一定要从上述几方面对调殆效果进行准确的评估，如果口内检查难以确定，还需要精确的诊断模型上殆架做进一步分析。

（二）部分调殆（partial grinding）

正畸临床中，患者有时可能只需要部分选择性调殆，如有非常明显的非工作侧殆接触限制了下颌的运动，这种接触应予以消除，尽管消除后下颌运动更自如，但也应注意：如果只管消除非工作侧殆接触，而不考虑 ICP 位时牙的稳定性，那么该牙可能从咬合中脱离而造成一种新的咬合接触，从而使调殆的效果得不到体现。如果脱离咬合的牙不再萌出，则造成 ICP 位接触的丧失，当咬合接触丧失，由牙周膜感受器所感知的下颌位置也就不存在了，患者会不断地寻求一种新的稳定的咬合位置，从而引起肌功能亢进（如保护性协同收缩）。针对这种情况，最好的方法就是用修复的方式恢复咬合，建立精确、稳定的

ICP位。

当颌位不稳定是TMD的主要病因时，不适合用部分调𬌗来解决，因为这时应该消除哪些干扰只是凭操作者的猜测进行，只有全面的调𬌗才是提高稳定性的方法。但是在有些情况下，部分调𬌗也是很有用的，如存在一个新的咬合干扰、单个牙松动或牙髓炎等，就需要用调𬌗来减轻咬合力。值得注意的是，使牙完全脱离咬合只是一种暂时性的治疗，随着牙的不断萌出，症状可能会再次出现。其较可取的方法还是减轻牙在ICP位的接触，同时消除其所有非正中咬合接触，才能维持牙稳定的功能关系，降低症状复发的可能性。

当牙松动和牙髓炎时，部分调𬌗是唯一的支持疗法，但它很少影响到病因，当牙高度敏感和松动而没有牙周病的症状时，应该考虑是否有副功能运动的存在，部分调𬌗有助于减轻牙齿症状，但很少影响副功能活动，因此，这时应考虑针对副功能活动的治疗。

对于正畸-正颌联合治疗的患者，在术前正畸完成时，也常常需要进行选择性调𬌗，其目的是使患者在术后能获得较为稳定和均匀的咬合接触，避免由于咬合高点干扰了手术中受咬合引导的颌骨移动，或是使术后发生个别牙的𬌗创伤。对于这类患者的部分调𬌗相对困难，因为要调的并不是口内实际的咬合状态，必须根据模型外科的指示谨慎调磨，从各个角度消除模型咬合的干扰。如果需要调磨的范围太广、调磨的牙体组织太多，则应该放弃调𬌗，而延长术前正畸的时间，进一步精确地对牙齿进行调整和定位。

【实验报告与评定】

（1）评定学生在方丝弓上弯制的转矩、标准弓和MEAW的形态。

（2）指导教师根据学生在TYPODONT模型上使用MEAW弓对牙列及咬合关系做精细调整存在的问题进行总结、讨论及评定。

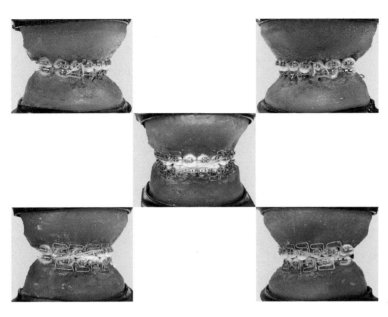

精细调整咬合关系前

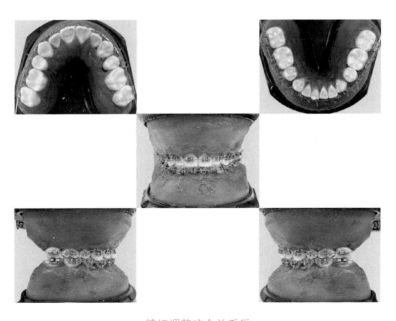

精细调整咬合关系后

（王小明）

参考文献

[1]王美青.现代牙合学[M].北京:人民卫生出版社,2006.

[2]易新竹.牙合学[M].北京:人民卫生出版社,2012.

[3]卢燕勤,雷勇华,蔺新春.以问题为中心的教学法在口腔正畸进修生教学中的应用体会[J].实用预防医学,2004,11(5):1050-1051.

[4]段银钟,戴娟.口腔正畸临床技术大全[M].北京:人民军医出版社,2010.

[5]易俭如,赵志河,赖文莉,等.TYPODONT模型配合桌面临床比赛在本科正畸教学中的应用[J].中华医学教育探索,2013,12(9):915-917.

[6]邵群乐,陈广盛,周少云.PBL教学模式配合 TYPODONT模型在口腔正畸教学中的应用[J].中国美容医学,2012,21(12):2259-2260.

[7]傅民魁.口腔正畸学[M].北京:人民卫生出版社,2007.

[8]王嘉德,童艳梅.口腔医学实验教程[M].北京:人民卫生出版社,2008.

[9]陈扬熙.口腔正畸学——基础、技术与临床[M].北京:人民卫生出版社,2012.

[10].李小彤.口腔正畸治疗常用弓丝弯制技术[M].北京:人民卫生出版社,2010.

[11]姚森.MBT直丝弓矫治技术的矫治机制与临床应用技巧(1)[J].实用口腔医学杂志,2001,17(3):260-262.

[12]姚森.MBT直丝弓矫治技术的矫治机制与临床应用技巧(2)[J].实用口腔医学杂志,2001,17(4):355-358.

[13]姚森.MBT直丝弓矫治技术的矫治机制与临床应用技巧(3)[J].实用口腔医学杂志,2001,17(5):447-450.

［14］吴佩蓉,朱宪春,闫森,等.上颌种植钉配合摇椅曲内收上前牙的位移趋势的三维有限元分析［J］.华西口腔医学杂志,2012,30(6):635-640.

［15］沈真祥.口腔正畸临床操作与技术［M］.北京:军事医学科学出版社,2011.

［16］ANDREWS L F .The six keys to normal occlusion［J］.American journal of orthodontics, 1972, 62(3):296-309.

［17］MORRIS J B .Functional Occlusion: From TMJ to Smile Design［J］.Journal of Prosthodontics, 2008, 17(3).

［18］MELING T R, ODEGAARD J .The effect of temperature on the elastic responses to longitudinal torsion of rectangular nickel titanium archwires.［J］.Angle Orthodontist, 1998, 68(4):357-368.

［19］MELING T R, DEGAARD J , MELING E .On mechanical properties of square and rectangular stainless steel wires tested in torsion［J］.American Journal of Orthodontics and Dentofacial Orthopedics, 1997, 111(3):310-320.

［20］白丁,罗颂椒,陈扬熙,等.HX直丝弓矫治技术特点及临床应用［J］.华西口腔医学杂志.2010, 28(3):229-233.

［21］YASINEE S, CHRISTOPHER H. Effect of incisor angulation on overjet and overbite in class II camouflage treatment: A typodont study［J］. Angle Orthodontist, 2007, 77(6):1011-1018.

［22］NUNEZ D W, TALEGHANI M, WATHEN W F, et al. Typodont versus live patient: Predicting dental students' clinical performance［J］. J Dent Educ, 2012, 76(4):407-413.

［23］RAVINDRA N, SUNIL K. Current therapy in orthodontics［M］.邻冰爽,译.北京:人民卫生出版社,2011.

［24］朴孝尚.Micro Implant Anchorage［M］.徐宝华,丁云,译.北京:中国医药科技出版社, 2006.

［25］ROMA J, MICHAEL L, SUCHITRA N, et al. An evaluation of two dental simulation systems: Virtual reality versus contemporary non-computer-assisted ［J］. Journal of Dental Education, 2004, 68(11): 1151-1162.